PranaVita

Dein Herzensweg zu mehr Gesundheit & Lebensfreude

Wichtiger Hinweis

Die Inhalte des Buches stellen keine Diagnose dar und sind kein Ersatz für ärztliche, medizinische, medikamentöse oder therapeutische Behandlung. Die im Buch veröffentlichten Empfehlungen wurden vom Verfasser und vom Verlag sorgfältig erarbeitet und geprüft. Eine Garantie kann dennoch nicht übernommen werden. Ebenso ist die Haftung des Verfassers bzw. des Verlages und seiner Beauftragten für Personen-, Sach- und Vermögensschäden ausgeschlossen.

Bei möglichen unterschiedlichen Schreibweisen wurde die von der Duden-Redaktion empfohlene Schreibvariante verwendet.

1. Auflage Dezember 2020

Lektorat: Birgit-Inga Weber
Schlusskorrektorat & Layout: Diana Schulz
Coverfoto: © Burgi Sedlak
Covererstellung: Diana Schulz, Dennis O‘Neill
Fotos Innenteil: © Burgi Sedlak, © Günther Hauer,
© Pixabay, © Shutterstock
Druck und Bindung: CPI books GmbH, Leck
ISBN: 978-3-96442-037-4

www.echnaton-verlag.de

Burgi Sedlak

F. J. Suppanz

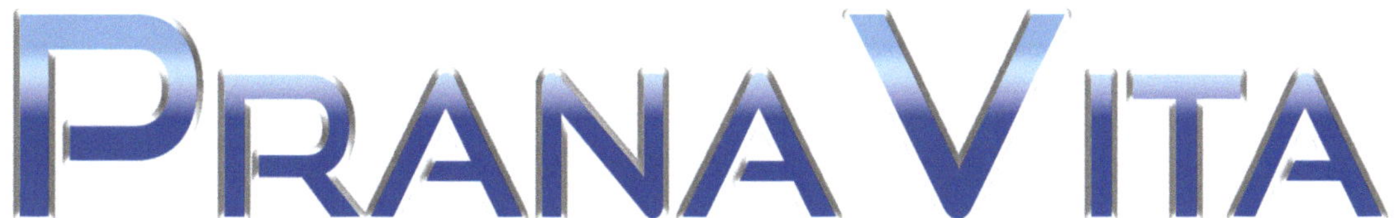

PranaVita

Dein Herzensweg

zu mehr

Gesundheit

Lebensfreude

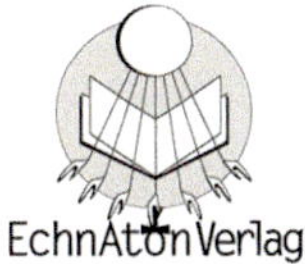

EchnAton Verlag

Namaste – Willkommen

Vorwort 7

Evolution durch Lächeln 8
Gesundheit und Krankheit 10
PranaVita – eine ganzheitliche Methode für Körper, Energiekörper und Geist 12
Altes Menschheitswissen 13
Wie meine persönliche »energetische« Reise begann 14
Die Energie ist das Geheimnis – Mitgefühl ist der Schlüssel 16
Der Begriff »Menschheitskörper« 20

Lebensenergie oder Prana 21
Täglich Lebensenergie tanken 22
Atem ist Leben 24
Dr. Bruce Lipton, der »Vater« der Epigenetik 28
Energieblockaden erkennen und auflösen 30
Selbstermächtigung statt Opferrolle und die NEIN-KRAFT 32

Die Energie-Anatomie eines Menschen 35
Die Chakras 40
Der Sinn von Körperübungen 52
Die Wasserkristalle des Dr. Masaru Emoto 54
PranaVita – ein Herzensweg 58
Liebe kennt keine Begrenzungen 60

Die PranaVita-Techniken 62
Tom Kenyon und die Magie der Klänge 69

Mantra, Mala, Meditation 71
Schamanische Reinigungstechniken und Don Agustin Rivas 82
Weitere Zahlen – intergalaktisch und staunenswert ... 86
Stress, lass los! 88
Die Heilkraft der Stille 91
Namaste, Indien! 96
Aufmerksamkeit – Achtsamkeit – Urgrund des Geistes 102
Erfolgreich bewusst kreieren 107
Über das Lachen und den Humor 108
Kopfgehirn, Bauchgehirn, Herzgehirn 111
Faszination Zirbeldrüse 115
Kreative Kräfte und Karma 121
Goldene Regeln für ein Goldenes Zeitalter 124
Vergebung 126
Kluger Selbstschutz 127

Die energetische Reinigung von Räumen 128
Lichtnahrung 130
Siddhis – die Kräfte des Bewusstseins 133
Dankbarkeit 135

Nachwort 139
Danke 139
Was du bei den PranaVita-Seminaren lernen kannst 140
Quellenverzeichnis 143

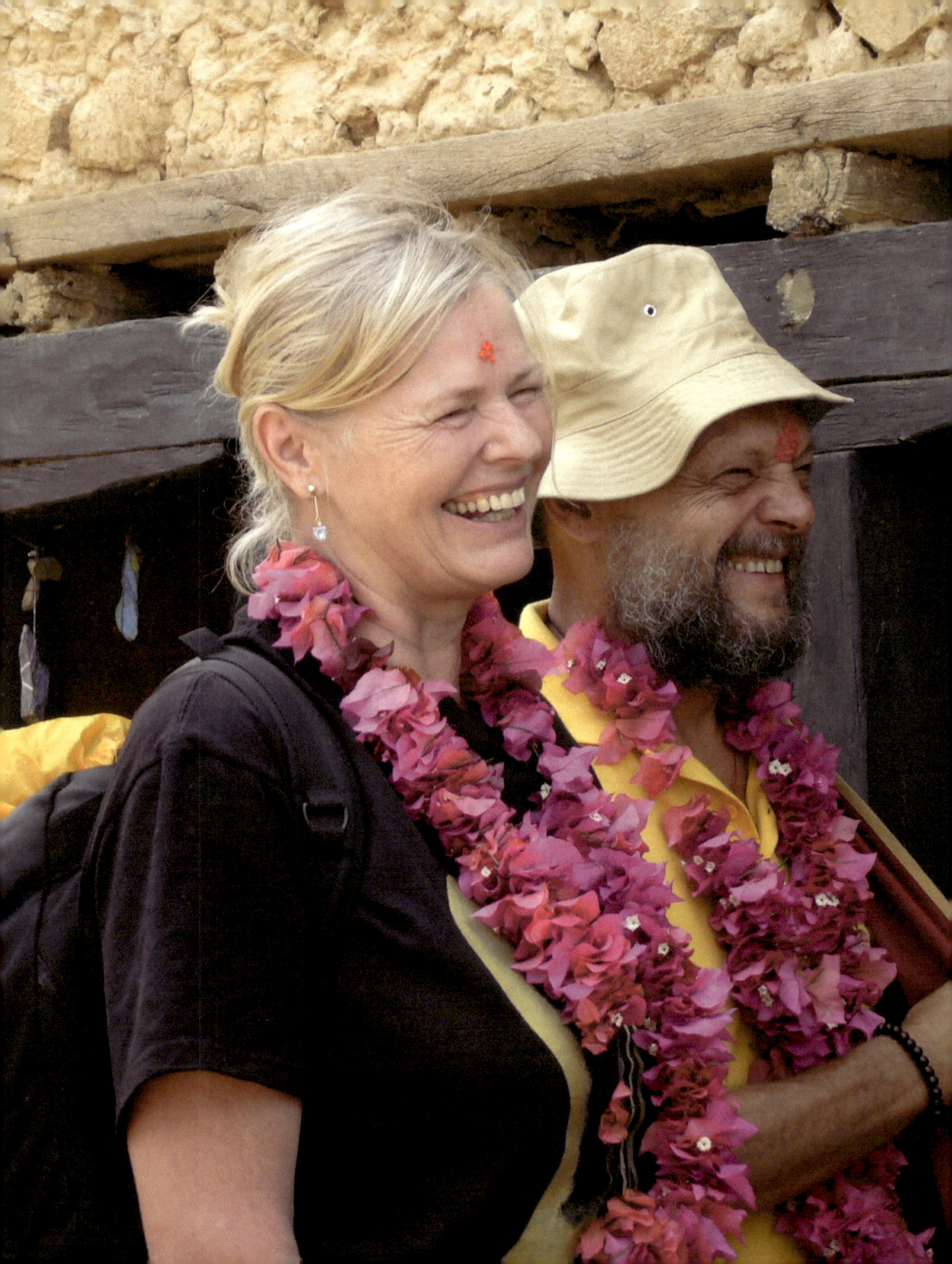

Vorwort

Dieses Buch soll in erster Linie dazu dienen, interessierten Menschen eine Einführung in das Thema »Der menschliche Energiekörper« anzubieten. Das Wissen darüber wurde schon vor Jahrtausenden in Asien entdeckt. In den östlichen Lehren und Yogaschulen finden wir den Begriff des »Energiekörpers«, der neben dem materiellen Körper und unserem Geist der Dritte im Bunde der menschlichen Existenz ist. Das Wissen über den Energiekörper und seine Behandlung ist fixer Bestandteil der chinesischen, indischen und tibetischen Medizinsysteme.

Einige westliche Forscher haben dieses Wissen studiert, und die im Osten sehr erfolgreich angewendeten Methoden können nun auch im westlich-medizinischen System als Hilfsmittel dienen. Eine integrierte Sichtweise von Körper und Geist ist für verschiedene westliche Schulen, wie die Vertreter des psychosomatischen Ansatzes oder die Quantentheoretiker, heute bereits Alltag. Diese Integration mag auch den langsamen, aber doch stattfindenden Paradigmenwechsel der westlichen Wissenschaften markieren. Hier weisen nun immer mehr Forschungsergebnisse die Existenz eines menschlichen Energiekörpers nach. Diese Forschungen gelten zwar noch als »alternativ«, sickern jedoch allmählich in den Mainstream der westlichen Medizin ein.

Mit dem PranaVita-Wissen liegt nun eine kompakte Zusammenstellung wesentlicher Aspekte des alten östlichen und des neuen westlichen Wissens über den menschlichen Energiekörper vor. Dabei versuchen wir, den Einsteigern in dieses umfassende Thema mithilfe einfacher Beispiele einen Überblick zu geben. Zugleich bereiten wir an dieser Stelle alle besonders Wissbegierigen darauf vor, dass ihnen aufgrund der Kürze der Zusammenstellung eventuell bestimmte Bestandteile fehlen mögen.

Die vorgestellten PranaVita-Übungen sollen dem Leser, der sie ausprobiert, Einsichten in das eigene Energiesystem ermöglichen.

Für jeden von uns tritt das Thema »Gesundheit« besonders dann in den Vordergrund, wenn wir von einer Krankheit betroffenen sind. So bleibt hier auch die Betrachtung von Krankheit nicht aus. Dabei wollen wir wieder in erster Linie den menschlichen Energiekörper und den menschlichen Geist im Blickfeld haben.

In den folgenden kurzen Kapiteln beschreibe ich einige **Grundlagen des PranaVita-Wissens** und spreche viele **Themen an, die alle in verschiedenen PranaVita-Seminaren besprochen werden**. Ergänzend findest du meine persönlichen Erlebnisse und Reiseberichte sowie verschiedene Beiträge von F. J. Suppanz, Co-Autor von PranaVita.

Wer mehr über PranaVita erfahren oder diese effiziente energetische Methode bei sich selbst und anderen Menschen anwenden möchte, ist herzlich bei einer PranaVita-Ausbildung willkommen.

Burgi Sedlak

Evolution durch Lächeln

Gleich zu Beginn dieses Buches möchte ich dir eine kleine, einfache Übung mitgeben, die überraschend wirksam und für den Alltag gedacht ist: Der »PranaVita-Smile« ist gut für deine Gesundheit, er stärkt dein Immunsystem, macht Freude – und du hast ihn immer dabei.

Der PranaVita-Smile ist angelehnt an das sogenannte Duchenne-Lächeln. Der französische Neurologe Guillaume Duchenne hat bereits 1862 mehr als einhundert Gesichtsmuskeln von Menschen untersucht und darüber hinaus den Muskelschwund entdeckt. Laut Duchenne ist ein echtes, unwillkürliches Lächeln dadurch gekennzeichnet, dass nicht nur die Mundwinkel nach oben gezogen werden, sondern auch die Augen beteiligt sind und sich in den äußeren Augenwinkeln die typischen Fältchen zeigen. Ein echtes Lächeln erreicht also immer die Augen und ist die einfachste Weise, um Endorphine (Glückshormone) zu erzeugen. Ja, das sind die Vorteile des Lächelns: Stresshormone werden reduziert und Glückshormone werden produziert.

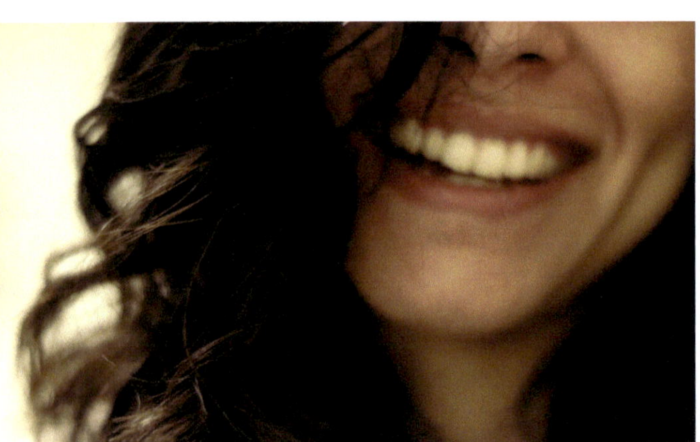

Gewohnheitsmäßig lächeln wir, wenn wir in einer guten Verfassung sind; dann werden Endorphine freigesetzt. Wenn man bewusst lächelt, zum Beispiel beim Üben des PranaVita-Smile, wird diese im Gehirn gespeicherte Erfahrung in unserem Energiesystem aktiviert, sodass wir uns schlagartig in einem guten und hohen Energiezustand befinden.

Übung – PranaVita-Smile

Der PranaVita-Smile sollte lange und ausgedehnt durchgeführt werden, vor allem wenn man sich energetisch leer fühlt oder gerade nicht so gut drauf ist.

1. Werde dir der Stellung deiner Mundwinkel in diesem Moment bewusst. Merke dir diese Position als »normal«. Achte bitte darauf, wie du dich gerade fühlst.

2. Lächle ... Dabei gehen die Mundwinkel automatisch nach oben. Speichere diese Position als »Lächeln« ab. Achte erneut darauf, wie du dich im Moment fühlst.

3. Bringe deine Mundwinkel wieder in die Position »normal«. Wie fühlt es sich an? Wechsle nun zur Position »Lächeln«. Beachte wieder, wie du dich fühlst. Du kannst mehrmals zwischen »normal« und »Lächeln« hin und her wechseln und das Lächeln versuchsweise verschieden lang halten.

4. Wechsle zur Position »Lächeln«. Nun ziehst du die Mundwinkel noch höher. Merke dir diese Position als »PranaVita-Smile«. Achte wiederum darauf, wie du dich im Moment fühlst.

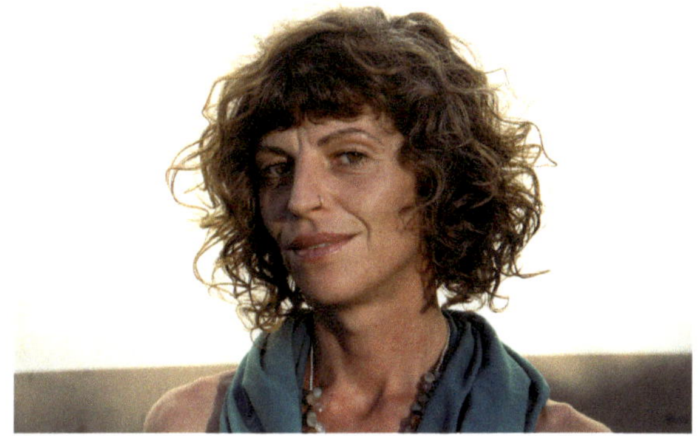

»Normal«

5. Du kannst nun zwischen »PranaVita-Smile«, »Lächeln« und »normal« wechseln. Nimm bitte genau wahr, ob und wie sich dein emotionaler Grundtonus durch dein Lächeln ändert. Die erhöhte Achtsamkeit auf den eigenen emotionalen Grundtonus ist ein fixer Bestandteil von Selbsterkenntnis und Selbstfindung.

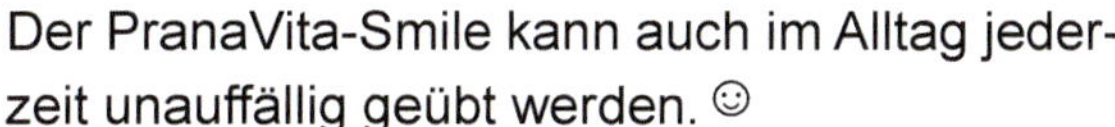

Der PranaVita-Smile kann auch im Alltag jederzeit unauffällig geübt werden. ☺

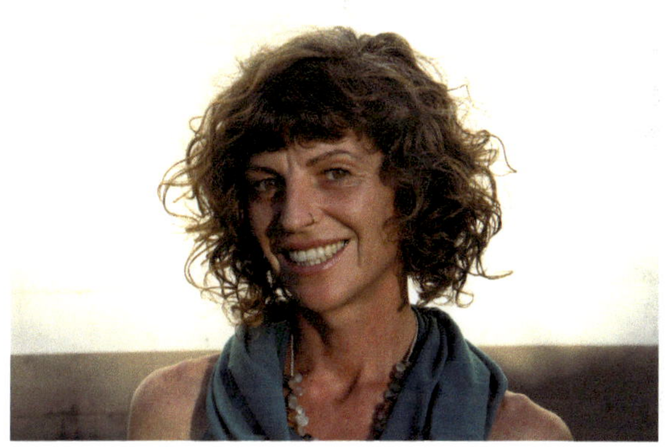

»Lächeln«

Kaum ein Mienenspiel hat so einen großen Einfluss auf uns Menschen wie das Lächeln. Es bringt Menschen zusammen, erfreut sie und stimmt sie friedlich. Außerdem werden lächelnde Menschen nicht nur als schöner empfunden, sondern auch als kompetenter und intelligenter.

Also mach mit bei der »Evolution durch Lächeln«, nach dem Motto: »Siehst du einen Menschen ohne Lächeln, dann schenke ihm deines!«

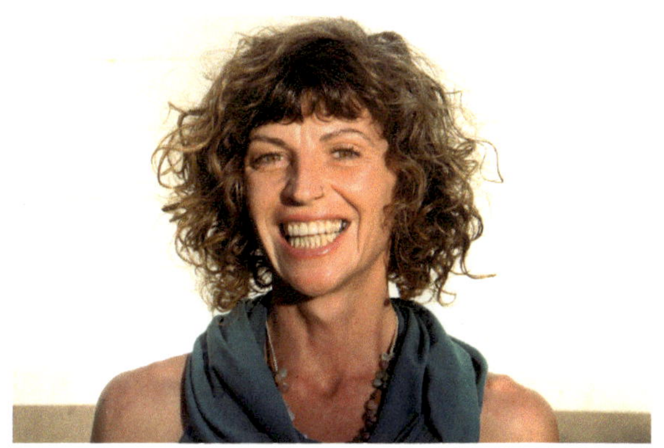

»PranaVita-Smile«

Gesundheit und Krankheit

Beginnen wir mit der Betrachtung von »Gesundheit«. Gesundheit ist der Zustand, in dem alle möglichen Krankheiten abwesend sind. Es gibt also eine naturgegebene Gesundheit, die durch eine der vielen möglichen Krankheiten überlagert werden kann. Ist dies der Fall, bezeichnen wir uns selbst als »nicht ganz gesund« oder als »krank«.

Da Gesundheit der dem Menschen angeborene natürliche Zustand ist, kann und braucht sie nicht ununterbrochen aktiv »hergestellt« zu werden. Krankheit bzw. deren tiefer liegende Ursachen können dagegen oft, wenn auch nicht immer, aktiv entfernt werden.

Mit unserem linear-logischen Verstand sind wir sehr wohl in der Lage, Gesundheit als unauffällig und erfreulich, Krankheit hingegen als auffällig und unerfreulich wahrzunehmen. Krankheit kann eine Menge an »Störgefühlen«, Ängsten und Ähnlichem auslösen, die wir in unserem Gedankenstrom wiederfinden – Krankheitsgedanken also.

Es lohnt sich aber, seinen Fokus auf den Zustand natürlicher Gesundheit zu richten. Denn so wie Krankheit eine unserer möglichen bewussten Erfahrungsinhalte ist, können wir auch Gesundheit bewusst erfahren. Außerdem kann jeder von uns einiges aktiv dazu beitragen, um gesund zu bleiben: Ausreichende Bewegung, gesundes Essen und eine friedvolle Umgebung bilden dafür eine gute Grundlage; natürlich wirken alternative energetische Methoden, die man selbst erlernt und/oder denen man sich vorbeugend regelmäßig unterzieht, ebenfalls sehr günstig auf die Gesundheit.

Wir können auch überlegen, was zur Gesundheit gehört: Wohlbefinden, Beweglichkeit, entspannte, ruhig-freudvolle Gefühle und ein der aktuellen Situation angepasster Gedankenstrom.

Leider stellt sich der entspannte, ruhig-freudvolle Gefühlszustand auch bei ausreichender Gesundheit nicht immer von selbst ein, da wir mit weiteren Belastungen und Störungen in unserem Leben konfrontiert sind: kollektive, berufliche oder familiäre. So kann eine ruhige Grundströmung durch diese nicht körperlichen Störungen überlagert sein und unsere Aufmerksamkeit auf sich ziehen. Gesundheit als die ruhige Grundströmung ist aber ebenso erfahrbar wie die hochschlagende Welle einer Störung.

Dazu braucht man seine Aufmerksamkeit eigentlich nur auf das Ruhige, die Entspannung, die Stille, die leise Freude richten und dabei im eigenen Herzen beheimatet sein. Von da aus kann man zum Beispiel den eigenen Pulsschlag, den Atem, einzelne Körperteile oder den gesamten Körper betrachten, erkunden, fühlen, kurz: immer bewusster wahrnehmen. Damit erweitert sich das eigene Bewusstsein um ein direktes, vorrangiges Erleben des eigenen Körpers und seiner Gesundheit.

In vielen östlichen Meditationsschulen und Gesundheitssystemen wird dies als »Innenschau« gelehrt. Im Westen haben wir gelernt, unseren Fokus nach außen zu richten, den »Weg nach außen« zu leben. Das Wissen über den »Weg nach innen« verbreitet sich glücklicherweise in letzter Zeit auch im Westen sehr schnell – immer mehr »Westler« meditieren. Einzelne Wissenschaftler haben sogar begonnen, diesen bis jetzt im Westen unbekannten »Weg nach innen« zu erforschen, und die Ergebnisse sind übereinstimmend: Menschen, die Meditation oder Yoga betreiben, haben in allen Bereichen der Gesundheit die Nase vorne; sie sind als die ruhig-ausgeglichenen auch beliebter als die nervös-verspannten Mitbürger.

Zusätzlich stellt sich jetzt in der relativ jungen Wissenschaft der Epigenetik (siehe »Dr. Bruce Lipton«) heraus, dass die aktiv Entspannten damit nicht nur zum eigenen Wohlbefinden beitragen, sondern zugleich zum Wohlbefinden ihrer Mitmenschen. Auf diese Art kann Gesundheit aktiv erlebt, verstärkt und sogar nach außen ausgestrahlt werden.

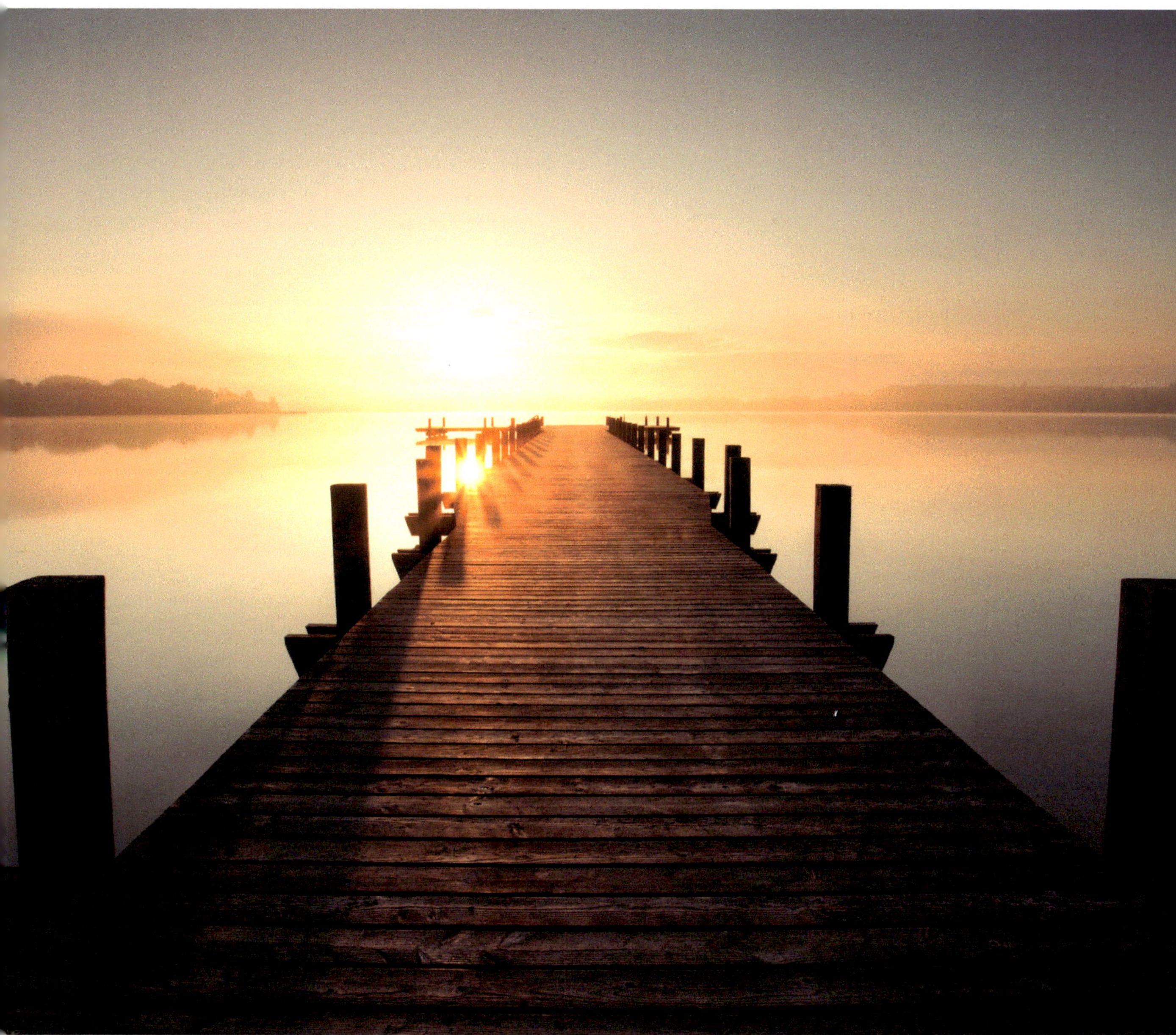

PranaVita

Eine ganzheitliche Methode für Körper, Energiekörper und Geist

Die orthodoxe westliche Medizin und die Massage beschäftigen sich mit dem physischen Körper, und die Psychotherapie arbeitet mit dem menschlichen Geist. Der Körper-Geist-Zusammenhang ist heute in der psychosomatischen Betrachtungsweise von Krankheiten allgemein anerkannt. Das Bindeglied zwischen Körper und Geist, also die Ebene der Energie – der Energiekörper –, wird in der westlichen Medizin allerdings noch kaum berücksichtigt. Das PranaVita-System beschreibt diesen menschlichen Energiekörper.

Eine positive Einwirkung auf der Energie-Ebene hat immer einen positiven Einfluss auf beides: Körper und Geist.

In vielen spirituellen östlichen Schriften wird gelehrt, dass ein Mensch auf drei klar unterscheidbaren, jedoch miteinander verbundenen Ebenen existiert und funktioniert: den Ebenen des Körpers, der Energie und des Geistes.

Sogar wer meint, an gar nichts zu glauben, kann nicht behaupten, dass er nicht an seinen eigenen Körper glaubt. Unser Körper ist die Basis unserer irdischen Existenz. Seine wunderbaren Möglichkeiten, aber auch seine Grenzen und Probleme sind klar ersichtlich. Wir empfinden Freude und Schmerz, Hunger und Durst, Wärme und Kälte. Sind wir krank, verbringen wir viel Zeit damit, etwaige körperliche Leiden oder Schmerzen zu erleben und zu überwinden.

Die Ebene der Energie ist schwieriger zu sehen. Darum versuchen auch heute noch viele westliche Ärzte, Krankheiten auf der körperlichen Ebene zu heilen. Ist aber die Energie eines Menschen gestört, befindet sich weder sein Körper noch seine Psyche im Gleichgewicht. Viele körperliche Probleme werden durch Energiestörungen hervorgerufen und können nicht einfach durch eine Operation oder durch Arznei geheilt werden. Manchmal kommt es zu sogenannten »Symptomverschiebungen«, das heißt, es wird nur das Symptom therapiert, aber der ursprüngliche Konflikt bleibt ungelöst, sodass er sich auf andere Weise im System bemerkbar macht.

Und ähnlich ist es bei Erkrankungen des Geistes, bei schweren oder weniger schweren mentalen, psychischen Problemen. Sie werden oft durch einen zu schwachen Energiekreislauf verursacht.

Altes Menschheitswissen

Beim Blick auf die Geschichte der Medizin, auf die Entwicklung der großen medizinischen Traditionen der Menschheit, erkennen wir, dass sie alle energetische »Methoden« beinhalten.

Seit der Steinzeit gibt es überall auf der Welt schamanistische Überlieferungen. Die Schamanen anerkennen eine für die Augen unsichtbare Welt und sind in ihr tätig.

- Zu nennen sind auch drei große östliche Systeme: die Traditionelle Chinesische Medizin (TCM), das indische Ayurveda-System und die Traditionelle Tibetische Medizin (TTM).

- Von der TCM kennen wir Akupunkturnadeln, wie sie bereits vor ca. 10.000 Jahren angewandt wurden, und den »Yellow Emperor«, den 4.200 Jahre alten Basistext der TCM. Er enthält u.a. die Lehre von den fünf Elementen, von den Meridianen, den Akupunktur- und Akupressurpunkten, von Massagen, Kräuterwissen und Moxa.

- Vor ca. 2.500 Jahren hat Charaka Samhita das bis dahin mündlich weitergegebene Wissen im »Medizinsutra« aufgeschrieben, das sowohl Bestandteil der indischen Veden wurde als auch der Basistext des Ayurveda-Systems ist. Seine Kapitel befassen sich mit »Langleben«, Philosophie, Pathologie, Physiologie, Holistik, Therapie und dem Chakrasystem.

- Im Jahr 700 v.Ch. wurde das tibetische »Sowa Rigpa System« niedergeschrieben, das unter anderem 72 Medizintafeln umfasst. Es handelt von Kräutern, Energie, Energiekanälen, Chakras, Prana und Mantras.

- Die Anfänge der westlichen Medizin gehen auf Babylon und Ägypten zurück. Der Ägypter Imhotep hat um 2.700 v. Chr. den »Smith Papyrus« aufgeschrieben. Wichtige Inhalte: Operationen, Mumifizierung.

- Weiter ging es über Hippokrates von Kos, der in seinen Medizintexten von den vier Elementen und von den »Winden« schrieb.

- Über das antike Rom und die europäischen Universitäten im Mittelalter ist die heutige westliche Schulmedizin entstanden.

- Seit rund 30 Jahren entstehen dazu im Westen die »komplementären Systeme«, zu der die Energiemedizin gehört, wie eben auch PranaVita.

Das Wissen um den Energiekörper gehört also zum alten Menschheitswissen. Die Begriffe um den Energiekörper, die Energieanatomie, wurden in den asiatischen Gesellschaften formuliert, in einer Zeit, als die spirituelle Entwicklung ein anerkannter und sogar hoch geschätzter Bestandteil der Gesellschaft war. Viele bekannte Meditierende erreichten höhere Bewusstseinszustände. Von ihnen stammen die Beschreibungen der bioplasmatischen, feinstofflichen Körper, Chakras, Meridiane und Nadis, von Prana und Lebensenergie.

Die Geschichte der Medizin, humorvoll dargestellt, im Internet gefunden:

»Ich habe Bauchschmerzen.«

2.000 v. Chr.: »Iss diese Wurzel.«
1.200 n. Chr.: »Die Wurzel ist gut – aber besser, du sagst dieses Gebet auf.«
1.500 n. Chr.: »Bete ruhig, aber dieses Elixier wird dir helfen.«
1.800 n. Chr.: »Das Elixier ist Schlangengift, nimm diese Pille.«
1.900 n. Chr.: »Die Pille bringt nichts, nimm ein Antibiotikum.«
2.000 n. Chr.: »Antibiotika sind künstlich. Warum isst du nicht diese Wurzel?«

Wie meine persönliche »energetische« Reise begann

Eine Leseratte war ich schon immer. Und immer waren es jene Bücher, die den Rest meiner Familie oder meine Freunde wenig interessierten. In meinen jüngeren Jahren waren es Bücher über das Leben von Mystikern, asiatischen Yogis und Schamanen, wie die Geschichten von »Don Juan Matus«", geschrieben von Carlos Castaneda. Und dann die ersten Bücher von Deepak Chopra, Barbara Brennan, Ruediger Dahlke und Thorwald Dethlefsen. Ich habe sie alle verschlungen. Interessante Ausbildungen wie Silva Mind Control, Atem-Seminare, NLP und etwas später die Seminare von Ramtha (Alte Schule der Weisheit) haben meinen Wissensdurst noch mehr angespornt.

Wie für viele Lichtarbeiter war für mich das Jahr 1987 maßgebend. Damals fand die sogenannte »Harmonischen Konvergenz« statt, ein Ereignis, das auch unter dem Namen 11:11 bekannt wurde. Es war ein Weckruf für viele: Spirituelle Erfahrungen und Transformationsprozesse wurden stärker und beschleunigten sich. Eine Art Aufbruchsstimmung erfasste einige von uns.

Die Jahre danach waren als weitere Lernjahre von vielen Ausbildungen und Reisen geprägt. Wann auch immer ich von interessanten Menschen hörte, von spirituellen Lehrern, Heilern und Schamanen, habe ich meinen Rucksack gepackt und bin hingefahren. Der Ruf meines Herzens hat mich in viele Teile der Welt geführt, auf alle Kontinente, und meinen beruflichen, aber auch privaten Weg geprägt.

1984 habe ich in China Menschen beobachtet, die ganz selbstverständlich am frühen Morgen in den Parkanlagen Qigong praktizierten, und Ärzte kennengelernt, die mit Akupunktur wahre Wunder vollbrachten. Das hat mein Interesse an Energetik und alternativen Heilmethoden geweckt. Ein Interesse, das seitdem unaufhaltsam wächst. Mein erstes Reiki-Seminar im Jahr 1987 war ein einschneidendes Erlebnis. Ich erkannte, dass es zwischen Himmel und Erde so viele Spannendes gibt, das wir nicht wahrnehmen, weil unser Blick nicht darauf gerichtet wird. Das hat mich so fasziniert, dass ich 1989 meine Ausbildung als vierte Reiki-Lehrerin in Österreich abschloss.

In den Jahren nach 1987 habe ich einige Sommer in Thailand verbracht, im buddhistischen Kloster Wat Pho in Bangkok die Traditionelle Thai-Massage (Nuad) erlernt und praktiziert und dann, gemeinsam mit einem lieben Freund, die erste Schule für Traditionelle Thai-Massage in Österreich eröffnet. Während dieser Zeit wurde ich auch zur Shiatsu-Therapeutin und -Lehrerin ausgebildet und habe dann viele Jahre lang an der Internationalen Shiatsu-Schule Österreich in Graz unterrichtet. Weitere Ausbildungen, wie Regenerationstherapie, Atemtherapie, Wasser-Shiatsu, Sound-Healing und Meditationstechniken, haben meinen Horizont erweitert.

Unter den vielen energetischen Methoden, die ich in all den Jahren erlernen, ausüben und unterrichten durfte, hat sich mein Herz für das »Pranaheilen« entschieden. Auf den Spuren der philippinischen Geistheiler lernte ich in Manila Choa Kok Sui und seine Methode des Pranic-Healing kennen. Ich erlernte diese Methode und entschloss mich gemeinsam mit meinem lieben Freund Alfonso, sie auch nach Österreich zu bringen. So gründete ich 1993 die erste Schule im deutschsprachigen Raum für diese Form der Energiearbeit: die Internationale Prana-Schule Austria.

Auch das Jahr 2004 zählte in meinem Leben zu jenen, in denen viele Weichen gestellt wurden. Ich trennte mich aus verschiedenen Gründen vom System des Choa Kok Sui.

Gemeinsam mit einer Handvoll Gleichgesinnter – Energetiker und Lebensenthusiasten – entwickelte ich »PranaVita«: eine energetische Methode, die – den zeitgemäßen Bedürfnissen angepasst – altes Menschheitswissen aus fernöstlichen Traditionen mit neuesten wissenschaftlichen Erkenntnissen vereint. In dieses System flossen alle Erfahrungen, Heilmethoden, spirituellen Lehren und Lehrmeinungen ein, die ich im Lauf meines Lebens sammeln durfte, ebenso jene meiner Wegbegleiter.

Immer habe ich das Bedürfnis gehabt, Wissen weiterzugeben; das zieht sich wie ein roter Faden durch mein Leben. Ich hatte das Glück, viele faszinierende Menschen kennenzulernen. Damit wurde es möglich, unterschiedliche gesicherte Methoden zusammenzubringen wie ein großes Puzzlespiel. Das war das Geschenk des Lebens an mich. Ich bin dafür unendlich dankbar.

Die Energie ist das Geheimnis – Mitgefühl ist der Schlüssel

PranaVita ist eine offene und moderne energetische Methode – unkonventionell, hoch effizient, leicht erlernbar und kultfrei. Wir verwenden dabei keinerlei Hilfsmittel oder Instrumente, schon gar keine Medikamente, nur die liebevolle Energie, die aus unserem Herzen durch unsere Hände strömt. Und unsere Hände haben wir immer bei uns – somit auch unsere »Hausapotheke«. Trotzdem berühren unsere Hände den Klienten nicht; wir arbeiten ohne direkten Körperkontakt. PranaVita kann man sehr einfach bei sich selbst anwenden, genauso bei anderen Menschen, bei Tieren, Pflanzen oder Objekten.

Die Methode ist komplementär und integrativ, sie steht für sich selbst und kann leicht andere manuelle und energetische Therapien ergänzen.

PranaVita ist komplementäre Hilfe zur Selbsthilfe:

»Gesund bleiben« mit PranaVita

Der Sinn einer Präventionsmaßnahme ist in manchen Bereichen jedem Menschen selbstverständlich: Man geht regelmäßig zum Zahnarzt und zu Vorsorge-Untersuchungen, Frauen besuchen präventiv einen Gynäkologen. Aber warum wird die Energetik heute noch immer viel zu selten als Prävention wahrgenommen?

Warum sollte ein Mensch erst krank werden müssen, um eine energetische Methode kennenzulernen? Das Geheimnis JEDER energetischen Methode ist es aber, sie anzuwenden, solange man gesund ist!

Wenn die Lebensenergie im Körper ausgewogen fließt und Energieblockaden regelmäßig entfernt werden, sind wir gesund und Krankheiten können nicht so einfach entstehen. Sofern dies noch mit einer Bewusstwerdung der eigenen Gedanken und Gefühle einhergeht, unseren starken kreativen Kräften, dann haben wir gewonnen – jeder Einzelne von uns direkt, alle anderen indirekt.

Ich persönlich kann mich nicht erinnern, wann ich das letzte Mal wirklich krank gewesen wäre, und führe dies darauf zurück, dass ich mir selbst einmal pro Woche vorbeugend eine PranaVita-Behandlung gebe.

»Gesund werden« mit PranaVita

Wenn sich in unserem Körper Krankheitssymptome bemerkbar machen, unsere Psyche unausgewogen ist oder wir einen Unfall erlitten haben, ist es äußerst hilfreich, neben der modernen Schulmedizin PranaVita anzuwenden, um die Grundgesundheit des Körpers wieder herzustellen.

PranaVita ist äußerst hilfreich bei Stress, Burnout-Erschöpfungszuständen, chronischer Müdigkeit, Bluthochdruck, Rückenproblemen, Verdauungsproblemen – darunter leiden sehr viele Menschen in der heutigen Zeit. Aber auch bei allen anderen körperlichen und psychischen Beschwerden, bei Verletzungen oder als Erste Hilfe ist die energetische Methode PranaVita ein wertvoller Helfer, der keineswegs die orthodoxe Schulmedizin und andere Therapien ersetzen, aber sinnvoll ergänzen will.

Im Januar 2018 rutschte ich auf einem eisigen Wegstück aus und brach mir den rechten Außenknöchel – fünf Tage, bevor ich nach Indien reisen wollte, um dort PranaVita zu unterrichten. Die Ärzte verpassten mir für drei Tage einen Liegegips und rieten mir dringend ab, diese Reise zu unternehmen. Nach langem Drängen gaben Sie mir schließlich doch die Erlaubnis zu fliegen – ich sollte den Gips sechs Wochen lang tragen und mir täglich eine Spritze in den Bauch geben, wegen der Thrombosegefahr.

In Indien angekommen, behandelte ich täglich 2- bis 3-mal meinen Außenknöchel. Dann merkte ich, dass mein Knöchel abzuschwellen begann, sich dadurch aber der Innenknöchel im Gips rieb und mir Schmerzen verursachte. Der Gips musste also weg. Da nichts anderes zur Verfügung stand, schnitt ich mir nach zwei Wochen mit einer Nagelschere den Gips ab, beendete die Spritzenkur, und meinem Bein ging es wunderbar. Ich konnte gut gehen und sogar den schmalen steinigen Weg bergauf zu meiner Unterkunft gut bewältigen.

Aktivierung der Selbstheilungskräfte

Die Arbeit mit Lebensenergie ist nichts Geheimnisvolles oder Mystisches. Sie beruht auf zwei natürlichen Grundgesetzen: 1. dem Gesetz der Selbstheilung, das besagt, dass der Körper eine angeborene Fähigkeit zur Selbstheilung besitzt; 2. dem Gesetz der universellen Lebensenergie, gemäß dem der Heilungsprozess dank der Erhöhung oder Harmonisierung der Lebensenergie im Körper beschleunigt wird.

Wenn einer erkrankten Körperstelle oder einem erkrankten Organ vermehrt Lebensenergie, frisches Prana, zugeführt wird, stimuliert dies die biochemischen Prozesse und die natürliche Fähigkeit des Körpers, sich selbst zu heilen. Der Heilungsprozess kann so um bis zu zwei Drittel der Zeit beschleunigt werden – das ist ziemlich viel!

Sehr schön beschreibt dies der deutsche Physiker Fritz-Albert Popp, indem er erläutert, dass die biochemischen Prozesse in jeder einzelnen unserer Zellen nur dann stattfinden können, wenn es einen Antrieb gibt. Dieser Antrieb sind die Photonen, das Licht, die Lebensenergie. Sie bringen die Information der natürlichen gesunden Lebensordnung. Und genau das ist es, was wir bei PranaVita machen: Wir versorgen den Körper mit frischer Energie und wohltuenden Informationen.

Jeder von uns hat einen »inneren Arzt«. Wie man heute sehr gut weiß, kann sich jeder Mensch nur selbst heilen, denn die wahre Kraft kommt von innen. Manchmal braucht dieser innere Arzt allerdings etwas Hilfe von außen: Diät oder gesunde Ernährung, Homöopathie, Schulmedizin, Akupunktur, Akupressur, PranaVita,

Reiki, Shiatsu … oder eine andere Methode, die sich bei den betreffenden Symptomen als hilfreich erweist.

Lebensfreude entsteht

Wenn sich die Lebensenergie erhöht, wenn die Zellen entsprechend günstige Information erhalten, werden nicht nur die Heilprozesse beschleunigt. Wir fühlen uns wohl in der eigenen Haut, haben mehr Widerstandskraft, viel mehr Lebensfreude und Selbstbewusstsein und stehen stressvollen Herausforderungen des Alltags gelassener gegenüber.

Automatisch lenken wir dann unsere Sicht mehr auf Schönes und Erfreuliches, legen mehr Wert auf Ruhe und Entspannung. Wir beginnen, die Welt anders zu fühlen. Und unsere Herzenergie – ein großes elektromagnetisches Feld – strahlt mehr positive, lebensbejahende Energien aus, die uns selbst und anderen Menschen sehr gut tun. Wie dies ohne körperlichen Kontakt möglich ist, mag für einige Menschen verblüffend sein, speziell für jene, die nur anerkennen, was sie mit ihren physischen Sinnen erfassen und verstehen können.

Kirlian-Fotografie

PranaVita fokussiert jedoch auf einen nicht-materiellen Aspekt des Lebens und beruht auf dem Prinzip, dass eine Krankheit als energetische Störung zuerst im Energiekörper auftaucht, bevor sie sich im physischen Körper manifestiert. Solange sich dieses Ungleichgewicht im Energiekörper noch nicht körperlich manifestiert hat, kann es auch nicht von einem medizinischen Diagnoseverfahren, wie Röntgen oder Ultraschall, entdeckt werden – von einem Energetiker allerdings schon.

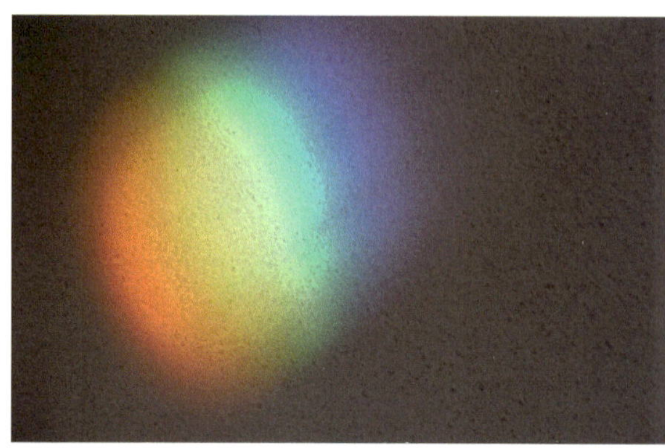

Bereits im Jahr 1939 konnten mithilfe der Kirlian-Kamera, benannt nach dem Erfinder Semyon Davidovich Kirlian, Hochfrequenzfotos von bestimmten Bereichen des Energiekörpers aufgenommen werden, die koronale Ausstrahlungen aufzeigten. Diese Ausstrahlungen informierten über den Energiezustand eines Menschen und waren manchmal sogar Warnhinweise einer drohenden Erkrankung. Die Ergebnisse der mit der Kirlian-Kamera gemachten Studien stellten wissenschaftliche Durchbrüche dar und gaben den Erfahrungen von »Heilern« und Hellsichtigen recht.

Die Kirlian-Experimente haben auch die enge Verbindung zwischen Energiekörper und physischem Körper bestätigt. Da PranaVita im Energiekörper eines Menschen angewandt wird, kann es die physische Manifestation einer Krankheit hemmen und verhindern. Eine Besserung der Beschwerden wird nicht unbedingt sofort wahrgenommen, weil der Energiekörper schneller heilt als der physische Körper, der wesentlich langsamer schwingt, aber die ersten Schritte sind getan.

PranaVita ist jedoch nicht nur eine komplementäre energetische Methode, sondern umfasst zugleich Bewusstseins- und Persönlichkeitstraining sowie Selbstermächtigung, außerdem Schutz- und Atemtechniken, Stress-Release, Anti-Aging sowie das energetische Reinigen von Räumen und Gegenständen u.v.m.

PranaVita bietet selbst keinen spirituellen Weg an. Dennoch werden viele meditative Übungen integriert und einzelne grundlegende Elemente einiger spiritueller Traditionen unterrichtet, um den eigenen Geist zu beruhigen und innere Ausgeglichenheit zu finden. Dies bringt den Übenden in einen Zustand erhöhter Achtsamkeit – sich selbst und der Umwelt gegenüber.

»Es ist besser,
ein Licht zu entzünden,
als über die Dunkelheit
zu klagen.«

Konfuzius

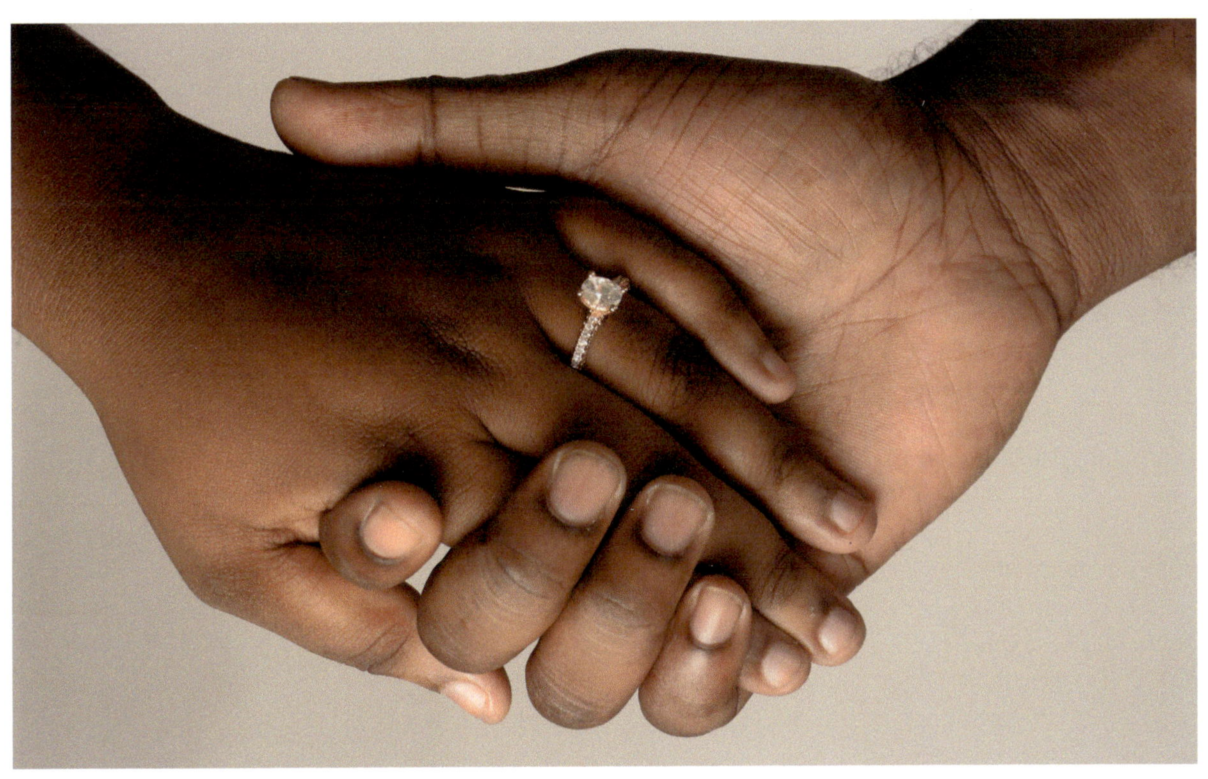

»Menschheitskörper«

Alle Menschen bilden eine energetische Einheit, die man »Menschheit« nennt. Man kann die Summe aller Menschen als ein eigenständiges Energiefeld wahrnehmen; darum wählen wir dafür das Wort »Menschheitskörper«.

So wie ein Regentropfen oder eine Schneeflocke eine individuelle Form haben und doch wissen, dass sie zum Element Wasser gehören, hat jeder Mensch eine individuelle Form. Jeder menschliche Körper ist einzigartig und gleichzeitig eine Zelle dieses gemeinsamen Menschheitskörpers – neben vielen anderen Menschenzellen.

Unser Körper besteht wiederum ebenfalls aus Zellen. Wir stehen also genau in der Mitte: als eine Zelle des Menschheitskörpers, die selbst viele Zellen hat. Welch ein großartiges Wunder das Lebens doch ist!

Dein Körper besteht aus ca. 50 bis 100 Billionen – in Ziffern: 50.000.000.000.000 bis 100.000.000.000.000 – intelligenten Zellen und etwa 3-mal so vielen Mikroorganismen! Jede einzelne Zelle in uns hat vollkommenes Bewusstsein, ist isoliert lebensfähig und strahlt ihr Zell-Licht aus: die Biophotonen. Obwohl jede einzelne Zelle höchst spezialisiert ist, besitzen sie als Gemeinschaft eine fehlerfreie Organisation und Funktion. Sie führen eine effektive Kommunikation über Vibrationen mit anderen Körperzellen.

Ein interessanter Gedanke dazu: Haben wir nicht nur ein Leben, sondern viele Billionen Leben?

Unser menschlicher Körper besteht ja aus vielen Billionen Zellen, und jede einzelne Zelle lebt. Und wenn man eine einzelne Zelle iso-

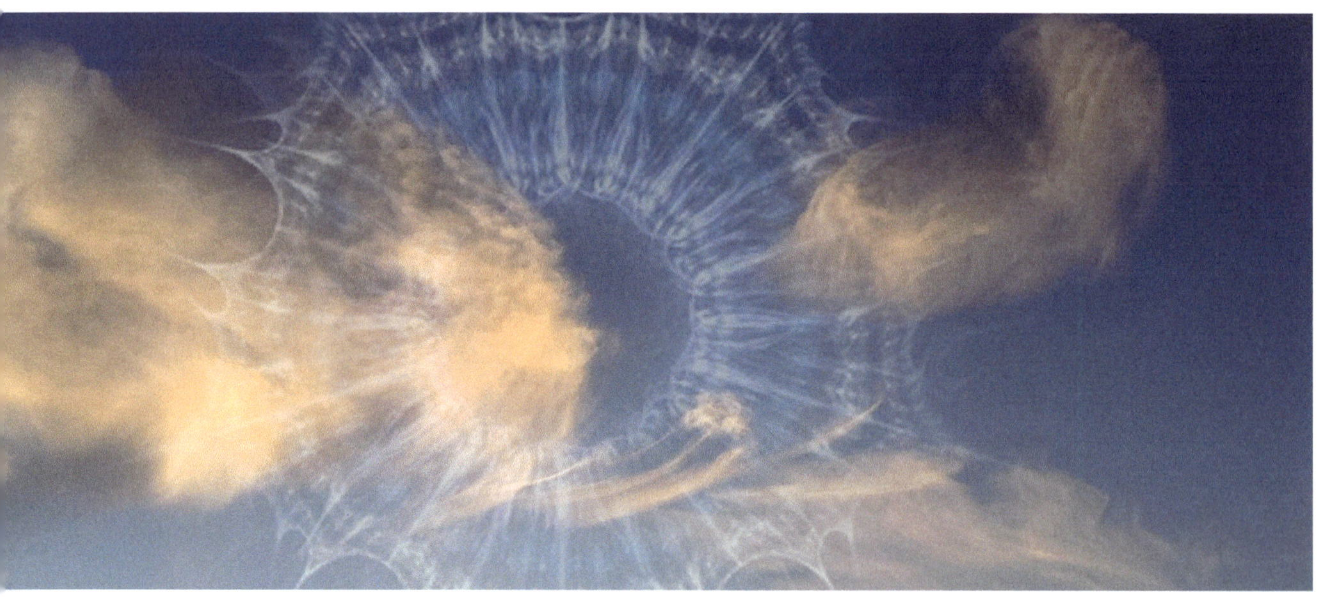

liert, lebt sie doch weiter ... Wer also nach dem Leben selber sucht, findet es billionenfach in Form seiner lebendigen Zellen in sich.

Lebensenergie oder Prana

PranaVita bedeutet sprichwörtlich »Energie leben« oder »Lebensenergie«. Der Begriff »Lebensenergie« ist universal; alle großen Kulturen der Welt wussten, dass das Universum von einer universalen, feinstofflichen Energie bewegt wird. Ihre kulturellen Traditionen und Heilsysteme basieren auf einem umfangreichen Wissensschatz über Lebensenergie.

Den Begriff »Prana« haben indische und tibetische Yogis für die Lebensenergie verwendet. In China nennt man sie »Qi« oder »Chi« und in Japan »Ki«. Galen, der griechische Arzt, nannte sie »Pneuma«. In Polynesien wird der Begriff »Mana« verwendet, und auf Hebräisch heißt sie »Ruah«. Mitte des 19. Jahrhunderts wurde die Lebensenergie »odische Kraft« genannt, und im 20. Jahrhundert bezeichnete Wilhelm Reich sie als »Orgon«. Heute wird auch sehr oft der Begriff »Licht« verwendet, um die immer und überall vorhandene Lebensenergie zu beschreiben: Man spricht von »Lichtarbeit«, »Lichtkörper« und »Lichtmeditation«. Viele verschiedene Wörter für ein und dasselbe Prinzip.

Prana ist also der »Atem des Lebens«, die Kraft, die alles belebt, bewegt und nährt. Ohne das Prana könnte kein Lebewesen auf unserer Erde existieren. Es ist die feinstoffliche Energie, die uns alle umgibt und durchdringt, im Körper eines jeden Lebewesens zirkuliert und für das reibungslose Funktionieren der Zellen, des Gewebes, der Organe und sämtlicher Körperfunktionen verantwortlich ist.

Aufnahme von Prana

Die Lebensenergie, das Licht, quillt ständig aus unserem Inneren heraus, strahlend und leuchtend – sind wir doch alle Lichtwesen. Nicola Tesla hat folgende Erkenntnis formuliert:

> »Was ist mit der Geburt des Universums? Die Materie entsteht aus der ursprünglichen und ewigen Energie, die wir als Licht kennen. Sie leuchtete, und die Sterne, die Planeten, der Mann und alles auf der Erde und im Universum erschienen. Die Materie ist Ausdruck unendlicher Lichtformen, weil die Energie älter ist als sie.«

Von außen beziehen wir das Prana von der Sonne, aus der Erde, aus der Luft, von den Bäumen, aus dem Wasser und aus unserer Nahrung. In der Luft ist Prana in großem Ausmaß vorhanden. Es kann mit etwas Übung als schwebende Lichtkügelchen gesehen werden. PranaVita verwendet diese Lichtkügelchen, das Prana, um die natürliche Heilfähigkeit des Körpers zu aktivieren.

Eine saubere, nicht verschmutzte Umwelt mit Bäumen und frischer Luft ist reichhaltig und im Überfluss mit Prana gefüllt. Jeder Mensch hat die angeborene Fähigkeit, auf Prana zuzugreifen und es für seine Gesundheit zu nutzen. Mit PranaVita kann man diese natürliche Gabe zusätzlich kultivieren. Entwickelt man Bewusstsein für diese immer und überall vorhandene Lebensenergie, ist dies der Ausgangspunkt für lebensbejahende Veränderungen in Richtung Genesung und Erhaltung der Gesundheit.

Übung: Luftprana sehen

Das Luftprana zeigt sich als leuchtende, sich schnell bewegende weiße Energiekügelchen, die in der Natur besonders gut gesehen werden können.

1. Am besten siehst du das Luftprana, wenn du die Augen gegen einen blauen oder grauen Himmel richtest. (Achtung, nicht in die Sonne schauen!)

2. Nimm den offenen Raum zwischen dir und dem blauen oder grauen Himmel wahr. Wähle einen Punkt im Raum und fokussiere deinen Blick darauf.

3. 2–3 Meter von deinen Augen entfernt kannst du eine größere Ansammlung glitzernder, sich im Raum bewegender Lichtkügelchen entdecken. Das ist Lebensenergie. Das ist Prana. Sei ganz still und beobachte die Bewegung.

Du wirst entdecken, dass du in der Natur, am Meer oder in den Bergen viel mehr Luftprana wahrnehmen kannst als zum Beispiel in einer Stadt.

Täglich Lebensenergie tanken

Es ist sehr einfach, Prana im täglichen Leben bewusst aufzunehmen und »nachzutanken«. Man muss nur wissen, wie. Sobald du es ganz bewusst praktizierst, nimmst du noch viel mehr davon auf.

Barfuß gehen ist meine Empfehlung Nummer 1: über die Wiesen, über die Felder oder durch den Garten. Dabei nimmst du viel Prana über die Fußsohlen-Chakras auf. Ich persönlich trage nicht gerne Schuhe, auch keine Hausschuhe. Mir ist der direkte Kontakt zum Boden wichtig; da fühle ich mich gleichzeitig gut geerdet.

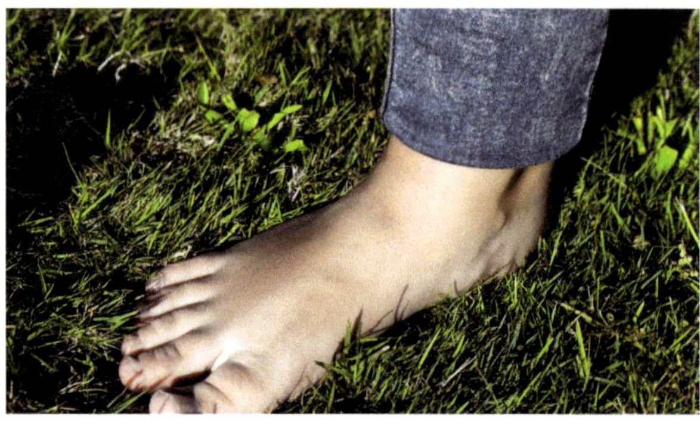

Rat Nummer 2: Lass die **Sonne** deine Haut liebkosen! Warum fühlen wir uns viel wohler, wenn die Sonne scheint, als wenn der Himmel trüb und wolkenverhangen ist? Ganz viel Prana nehmen wir über die Haut auf, was auch unsere Lebensfreude steigert. Wenn du das nächste Mal ein Sonnenbad nimmst, mache dir bewusst, dass jede einzelne Pore deines Körpers Lebensenergie tankt! Das funktioniert sogar an einem schattigen Plätzchen. Wenn wir unsere Haut der Sonne aussetzen, produziert unser Körper außerdem Vitamin D, das für unsere Knochen und für unser Immunsystem wichtig ist. Bei zu wenig Sonnenlicht oder einem Mangel an strahlendem Licht im Winter leiden manche Menschen an Winterdepression: Ruhelosigkeit, mangelnder Sexualtrieb und Energie-Armut sind die Folge, sodass verschiedene Krankheiten entstehen könnten.

Unsere **Bäume** sind große Heiler – mein Tipp Nummer 3. Sie scheiden neben Sauerstoff auch Prana-Energie aus. Halte dich daher viel in der Natur auf. Geh in den Wald, leg dich unter einen Baum – raste, ruhe dort, veranstalte ein Picknick … und nimm die Energie der Bäume bewusst auf, bade darin und atme sie ein. Ich bedanke mich danach auch bei den Bäumen. Sie sind unglaublich wertvolle Geschenke des Lebens selbst, und ein Dank drückt meine Wertschätzung aus.

Empfehlung Nummer 4: Über unsere **Nahrung** können wir viel Lebensenergie aufnehmen. Vorausgesetzt, dass wir noch Lebensmittel zu uns nehmen, bei denen die feinstoffliche Energie nicht durch Pestizide, Mikrowelle, Konservierungsstoffe, Genmanipulation, Chemtrails oder Nanoteilchen zerstört wurde. Dies

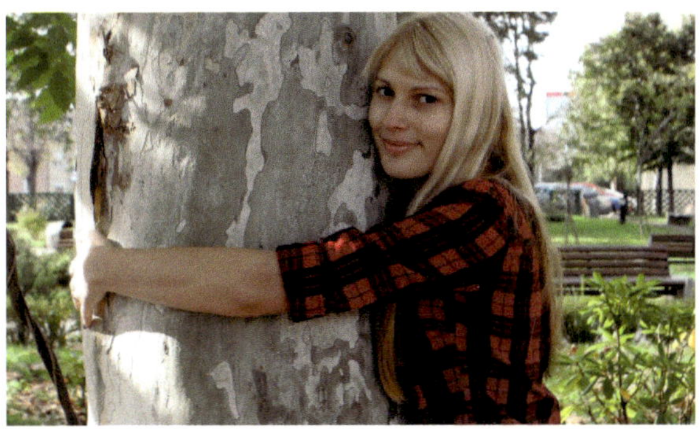

ist ein wichtiger Faktor in der heutigen Zeit, da die transnationalen Konzerne über ihre Lobbyisten mit den so einseitig informierten Politikern aus Profitgier viel beitragen, um unser Essen, unsere Nahrung kaputtzumachen. Der eigene Garten ist deshalb in vielerlei Hinsicht wertvoll.

Und schließlich mein Tipp Nummer 5: Prana ist in großem Ausmaß in der **Luft** vorhanden. Darum ist eine korrekte und bewusste Atmung für unsere Gesundheit äußerst wichtig. In der PranaVita-Ausbildung erlernen wir verschiedene Atemtechniken, die außerdem wesentlich für die Durchführung der PranaVita-Methode sind.

»Wer Großes will, muss zuerst das Kleine tun.«

Weisheit aus Japan

ATEM IST LEBEN

Ohne Sauerstoff könnte kein einziges Lebewesen auf der Erde existieren, natürlich auch nicht der Mikrokosmos unseres menschlichen Körpers. Kein Wissenschaftler würde bestreiten, dass ohne Sauerstoff kein Leben möglich ist. Ebenso ist es mit der Lebensenergie, die wir gemeinsam mit dem Sauerstoff einatmen.

Mache dir bewusst, dass du mit jedem Atemzug nicht nur Sauerstoff einatmest, sondern auch Prana! Unser Atem ist der Träger der Lebensenergie. Über die richtige Atmung können wir sehr viel davon aufnehmen, ist das Prana doch im Überfluss in der Luft vorhanden. Der berühmte indische Yogi Sri Swami Sivananda sagte, dass der Atem der externe, materielle Ausdruck des feinstofflichen Prana ist. Prana kann also durch die Regelung des Atems gesteuert werden. Das heißt, über unsere Art zu atmen, kontrollieren und steuern wir, wie viel Lebensenergie und Sauerstoff durch unseren Körper fließt.

Die Atmung ist unser konstanter Begleiter seit unserer Geburt, bis wir als zeitlose Wesen diesen physischen Körper verlassen. Beobachtet man neugeborene Babys, stellt man fest, dass sie perfekte Bauchatmung durchführen. Im Lauf des »Erwachsenwerdens« wird der Atem zunehmend oberflächlich: Heute praktizieren die meisten Menschen leider die sogenannte »Brustatmung« anstelle der »Bauchatmung«. Falsch praktizierte Atmung, wie die Brustatmung, kann eine mögliche Ursache für körperliche Erkrankungen sein, weil der Körper nicht ausreichend mit Prana versorgt wird.

Atem, Geist und Emotionen

Die Art und Weise unserer Atmung beeinflusst unseren Geist und unsere Emotionen – und umgekehrt. Hast du dich je gewundert, weshalb zuweilen ein nervöser, ärgerlicher oder aggressiver Mensch gebeten wird, langsam und tief zu atmen? Wir neigen dazu, leicht zu hyperventilieren oder zu »über-atmen«, wenn wir ärgerlich und aufbrausend sind. Und wir tendieren dazu, den »Atem anzuhalten«, wenn wir traurig oder depressiv sind; dann findet eine Art »Unter-Atmung« statt.

In erregten Gefühls- und Gedankenzuständen wird Lebensenergie vergeudet und beginnt aus dem Körper zu entweichen. Deshalb fühlen wir uns schwach und energielos. Das Gleiche passiert, wenn wir mentalen und emotionalen Herausforderungen gegenüberstehen. Wir bemühen uns dann meistens, unsere Gefühlszustände zu kontrollieren, niemanden erkennen zu lassen, dass wir gerade sehr nervös oder überfordert sind – wir dürfen ja nie unser »Gesicht verlieren« ... Und so unterdrücken wir unseren gegenwärtigen Zustand, was uns viel Energie kostet.

Mentale und emotionale Herausforderungen zu handhaben wird einfacher, wenn wir sie durch richtiges Atmen regulieren. Der Atem hilft uns also, den vielen Herausforderungen des Lebens gelassener gegenüberzustehen sowie unseren Geist und unsere Emotionen zu beruhigen. Die Beruhigung des Geistes und der Emotionen ist äußerst wichtig für ein spirituelles, glückliches und erfülltes Leben.

Pranayama

In der indischen Tradition wird richtiges Atmen als so wichtig erachtet, dass man schon vor mehr als 2.000 Jahren eine eigene Yogaform entwickelt hat: Pranayama. Pranayama beschreibt die Kontrolle des Atmungsvorganges. Patanjali, ein Yogi im 2. Jahrhundert v. Chr. und Autor der »Yoga Sutras«, definiert Pranayama als »die Regulierung des einströmenden und ausströmenden Flusses des Atems mit Zurückhaltung«.

Die Grundlage dieser Atemtechnik ist die Bauchatmung. Dabei bewegt sich der Bauch sanft: beim Einatmen nach außen, beim Ausatmen nach innen. Prüfe, ob Einatmen und Ausatmen ungefähr gleich lang dauern. Nach dem Einatmen und nach dem Ausatmen wird der Atem kurz angehalten: Die Stopps bilden das energetische Geheimnis dieser Atmung. In diesen kurzen Momenten drehen sich die Chakras schneller und ermöglichen es uns, wesentlich mehr Prana aufzunehmen. So ist immer genügend Energie vorhanden, um sie während einer Behandlung auf schwache oder kranke Körperteile zu projizieren. Wir verbrauchen dadurch nicht unsere eigene Energie und fühlen uns auch nach einer PranaVita-Anwendung gut, fit, fröhlich und energiegeladen.

Die Rhythmen von Pranayama

Du kannst verschiedene Rhythmen oder Zähltechniken anwenden, je nachdem, wofür du diese spezielle Atemtechnik brauchst. Eine der bekanntesten Zählweisen, wie sie auch im Yoga praktiziert wird, ist die Atemtechnik »6 – 3 – 6 – 3«: 6 Schläge einatmen – 3 Schläge halten – 6 Schläge ausatmen – 3 Schläge halten. Kampfsportler oder Menschen, die sehr tiefe Meditationstechniken üben, verwenden andere Zählweisen, bis hin zu 36 – 18 – 36 – 18.

Bei der Anwendung von PranaVita reicht eine einfache Zähltechnik aus. Wir achten jedoch darauf, dass wir ungefähr gleich lang ein- und ausatmen, und dazwischen halten wir 1–3 Schläge, je nach individueller Vorliebe. Wem

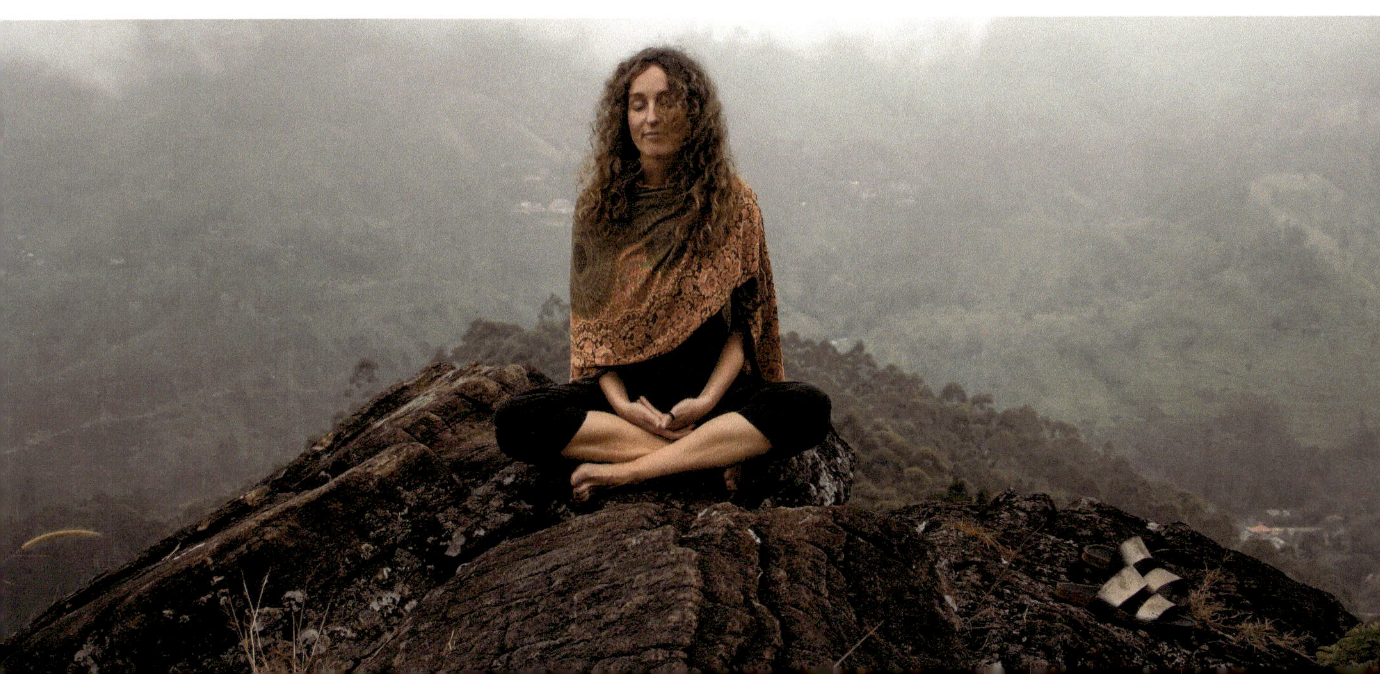

es Freude macht, übt die Technik »4 – 2 – 4 – 2« oder die oben erwähnte kraftvolle Technik »6 – 3 – 6 – 3«. Diese Zähltechniken bringen mehr Bewusstsein in den Atmungsvorgang. Und vielleicht entdeckst du, dass die Pausen, die Stopps, oft ganz von selbst entstehen. Beobachte deinen Atem!

Übung: PranaVita-Bauchatmung

Übe diese Atemtechnik 2- bis 3-mal täglich für jeweils etwa 5 Minuten und ermutige auch deine Klienten, dies zu tun. Regelmäßig angewendet, verbessert sie die körperliche, psychische und energetische Gesundheit und unterstützt die Prävention.

1. Atme durch die Nase, nicht durch den Mund! Atme zumindest durch die Nase ein. Luft, die durch die Nase fließt, wird von den Membranen, die von kleinen Haaren gesäumt sind, gefiltert. Dies verhindert das Eindringen von Staub, Partikeln, Keimen und anderen Verunreinigungen in den Körper. Die Schleimhäute der Nase wärmen und befeuchten zudem die eindringende Luft und verhindern so eine Belastung der Lungen. Wer unbewusst durch den Mund atmet, raubt seinem Körper Sauerstoff und Lebensenergie.

2. Praktiziere die Bauchatmung! Achte darauf, dass dein Bauch sich sanft bewegt: beim Einatmen nach außen und beim Ausatmen nach innen. So gelangt mehr Sauerstoff und Energie in deinen Bauchraum. Aber bitte strenge dich dabei nicht an.

3. Atme rhythmisch! Verwende die gleiche Anzahl Schläge für das Einatmen und Ausatmen und weniger Schläge für das Anhalten des Atems. (Siehe vorne »Die Rhythmen von Pranayama«.)

4. Atmest du bewusst? Frage dich das immer wieder, wenn es dir in den Sinn kommt.

Vorteile der PranaVita-Bauchatmung

Die Kontrolle der Atmung ist ein großer Schritt in Richtung Selbstdisziplin und Selbstbeherrschung und bringt den Verstand und die Gefühle in die Ruhe und Stabilität. Energetisch gesehen werden sämtliche Zellen des Körpers mit Lebensenergie und Sauerstoff versorgt, und verbrauchte Energie wird ausgeschieden.

Auf der körperlichen Ebene unterstützt uns die PranaVita-Bauchatmung bei der Ausführung anstrengender körperlicher Tätigkeiten. Sie schenkt uns die nötige Energieversorgung beim Wandern, Bergsteigen und Ausüben anderer Sportarten. Der Blutkreislauf wird stimuliert, der Blutdruck reguliert sich, die Lungen atmen gleichsam auf, und die Sauerstoffzufuhr zum Gehirn wird erhöht, was uns die Fähigkeit gibt, klar und scharf zu denken. Die regelmäßige Versorgung des Körpers mit Sauerstoff und Lebensenergie ist überaus wichtig und leicht zu meistern.

Ein lieber 90-jähriger Bekannter hat »erst« mit 60 Jahren begonnen, konsequent die Bauchatmung zu üben: Er sagt, dies sei der Jungbrunnen schlechthin.

Atem und Bewusstsein

Unser Atem erhält uns am Leben – Atem ist Leben. Er hilft uns aber auch, unseren Verstand und die Emotionen auf positive Art und Weise zu beeinflussen. Darüber hinaus können wir den Atem dazu nutzen, mehr Bewusstsein in unseren Alltag zu bringen, den gegenwärtigen Augenblick bewusster wahrzunehmen – also im »Hier und Jetzt« präsent zu sein, wie es so oft beschrieben wird. Wenn du das eine Zeit lang praktizierst, hat dies eine starke transformative Kraft.

In seinem Buch »Die neue Erde« schreibt Eckhart Tolle dazu:

> »Atmen ist weniger etwas, was wir ›tun‹, die Atmung geht von ganz allein. Die dem Körper innewohnende Intelligenz sorgt dafür. Du brauchst diesen Vorgang einfach nur zu beobachten. Es erfordert weder Mühe noch Anstrengung.
>
> Viele Male am Tag einen bewussten Atemzug zu nehmen (2 oder 3 Atemzüge wären noch besser), ist ein ausgezeichnetes Mittel, präsent zu sein.
>
> Du kannst 1 oder 2 Stunden lang über deinen Atem meditieren, wie es viele Praktizierende gerne machen – aber eigentlich genügt ein einziger Atemzug, um bewusst zu werden. Dieser eine Atemzug ist überhaupt das Einzige, was dir bewusst werden kann, es ist der gegenwärtige Moment – alles andere ist Erinnerung oder Erwartung – also Denken!«

Monika Suppinger – Migräne

Ich hatte mal eine Klientin (sie ist Ärztin), die sehr oft an Migräne leidet. Nach der PranaVita-Behandlung war sie voll Freude, da sich eine anfängliche Migräne-Attacke einfach aufgelöst hatte. Sie erzählte, dass sie so ein Gefühl von Leichtigkeit gar nicht kenne. Sie habe eigentlich täglich Migräne – mal mehr, mal weniger. Noch nie zuvor hatte sich die Migräne einfach aufgelöst – oft war das nicht mal mit den speziellen Migräne-Medikamenten der Fall. Sie hatte vor der Behandlung nicht erwähnt, dass schon ein Anfall im Kommen war.

Frank Umann – Bakterien im Darmtrakt

Eine Freundin kam nach einem längeren Indien-Aufenthalt mit einem total verkorksten Darm zurück und hatte dann ein halbes Jahr lang massive Probleme. In dieser Zeit hat sie verschiedene Ärzte und Heilpraktiker leidvoll »abgeklappert«. Dank einer nur 10-minütigen PranaVita-Anwendung »Deprogrammierung unautorisierter Mikroorganismen« war sie vom nächsten Tag an beschwerdefrei.

Dr. Bruce Lipton, der »Vater« der Epigenetik

Ich war begeistert, als mir im Jahr 2006 das gerade in deutscher Sprache erschienene Buch von Dr. Bruce Lipton »Intelligente Zellen – Wie Erfahrungen unsere Gene steuern« in die Hände fiel. Kurze Zeit später war Leo Angart, ein weltbekannter Sehtrainer, wieder einmal mein Gast in Salzburg und erzählte mir, dass er eben in Singapur einen faszinierenden Vortrag mit einer einzigartigen Powerpoint-Präsentation von Dr. Lipton besucht habe. Er riet mir, Dr. Lipton nach Österreich einzuladen. Konrad Halbig, der deutsche Verleger von Dr. Liptons Büchern und ein langjähriger lieber Freund, half mir, den Kontakt herzustellen – und juhuuu ..., ich bekam eine Zusage.

So durfte ich Bruce und seine Frau Margaret im Jahr 2010 das erste Mal begrüßen und in Wien sein Seminar organisieren. Wir haben uns sofort wunderbar verstanden und lieb gewonnen. Seit damals ist er regelmäßig Gast der Prana-Schule und gibt uns sein großartiges Wissen weiter.

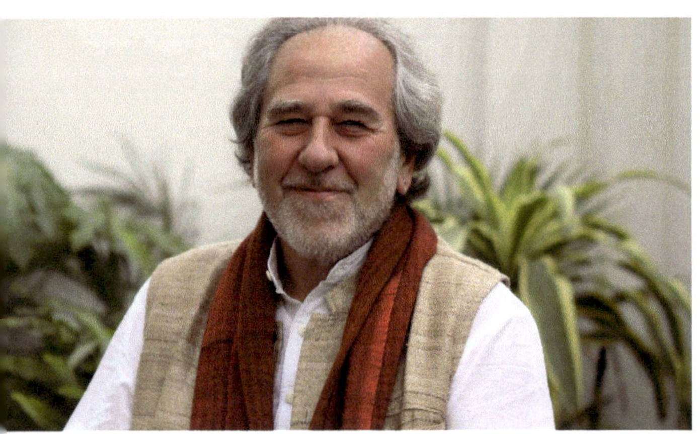

Bruce Lipton ist Zellbiologe, ehemaliger Hochschullehrer für Medizin, Autor und preisgekrönter Redner. Er wurde vielfach geehrt, gilt als »Vater der Epigenetik« und ist weltweit bekannt für seine einzigartige Art, Wissenschaft und Geist miteinander zu verbinden.

Mit dem Klonen von Zellen machte Bruce Lipton als Medizinprofessor an der Universität von Wisconsin Karriere, doch sein persönliches Leben war voller Krisen. Er nahm einen Lehrauftrag an einer kleinen Hochschule in der Karibik an, um zur Ruhe zu kommen. Während er dort das Verhalten der Zellen erforschte, stellte ein Aha-Erlebnis seine bisherige Sicht auf den Kopf: »Plötzlich erkannte ich, dass das Leben einer Zelle durch ihre physische und energetische Umgebung bestimmt wird, nicht durch die Gene.«

Laut Auffassung der Genetiker trägt jeder Mensch die Veranlagung zu verschiedenen Krankheiten unveränderlich in seiner DNA mit sich. Die DNA (Desoxyribonukleinsäure; engl. »acid«, dt. »Säure«) ist in allen Lebewesen der Träger der Erbinformationen, also der Gene. Epigenetik aber bedeutet wortwörtlich »Kontrolle oberhalb von Genetik«.

Nicht die Gen-gesteuerten Hormone und Neurotransmitter kontrollieren unseren Körper und unseren Verstand! »Unser Glaube und unsere Überzeugungen kontrollieren unseren Körper«, sagt Dr. Lipton. »Ebenso unser Denken, die Umwelteinflüsse, einschließlich Ernährung,

Stress und Emotionen.« Unsere Umwelt und die Wahrnehmung unserer Umwelt beeinflussen also, welche Zellen reproduziert werden – welchen »Bauplan« die DNA wählt. Diese Erkenntnis führte Bruce aus seiner persönlichen Krise hin zu innerem Glück und zu einer tief empfundenen Spiritualität.

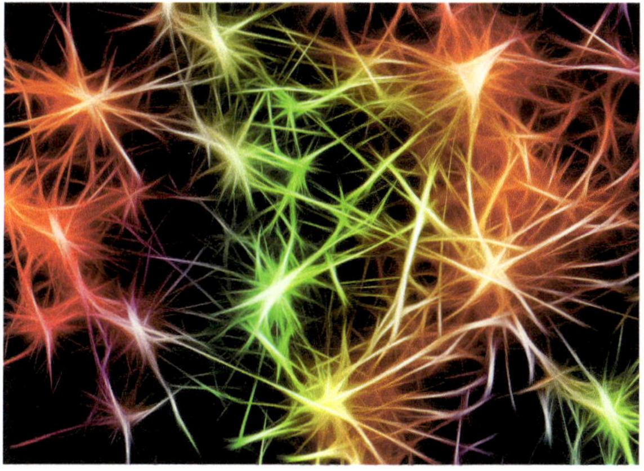

Indem wir also unsere Umwelt oder unsere Wahrnehmung der Umwelt verändern, können sich unsere Gene ebenfalls ändern. Die Idee, dass unsere Wahrnehmungen unsere Gene überschreiben können, ist jetzt an der Spitze der medizinischen Forschung. Alles, was aus dem medizinischen Modell ausgeschlossen wurde – Energie, Gedanken, Geist –, stellt sich nun als der Hauptmechanismus der Interaktion mit der physischen Realität heraus.

»Zellen werden davon geformt, in welcher Umgebung sie leben. Wie du und ich«, sagt Dr. Lipton. »Deine Gene bestimmen nicht dein Leben. Du änderst dein Leben, wenn du deine Ansichten änderst. Du steckst nicht fest mit deinen Genen. Es sind deine eigenen Gedanken, Emotionen und Ansichten, die eine Kette von physiologischen Effekten in deinem Körper auslösen.« Wir sind also keine hilflosen Opfer unserer Gene, auch was unsere Gesundheit betrifft.

Verändern wir unsere Wahrnehmung, verändern sich unsere Gene! Der Geist ist stärker als die Gene. Wir sind also machtvolle Erschaffer unseres eigenen Lebens und unserer Welt. Das ist eine unglaublich erfreuliche Botschaft.

»Das Leben ist ein wertvolles Geschenk, nutze die Zeit und verschwende sie nicht, keine Sekunde ist wiederholbar, achte auf deine Gedanken und Worte, lerne so viel du kannst und verbringe auch Zeit allein, liebe mit dem Herzen und vergib denen, die dich kränken.«

Buddhistische Weisheit

Energieblockaden erkennen und auflösen

PranaVita ist eine »Body-Prana-Mind-Methode« und bezieht sich dabei auf unsere drei Dasein-Ebenen: Körper – Energie – Geist. Die Ebene der Energie ist für jeden von uns klar erlebbar; jeder von uns weiß grundsätzlich über den Zustand seines eigenen Energiekörpers Bescheid, da er unmittelbar das geistige und körperliche Wohlbefinden bestimmt.

Dieses Wohlbefinden geht verloren, wenn die Energie im Pranafluss blockiert wird. Ist die Blockade stärker, setzt sie sich in den Chakras oder in anderen Teilen unserer feinstofflichen Körper fest, sodass das körperliche oder psychische Unwohlsein in eine Krankheit ausarten kann. Eine Energieblockade löst sich üblicherweise wieder auf, wenn die Gesamtenergie frei genug strömt.

Ohne Blockaden fühlen wir uns vital und fit. Sind wir krank, fühlen wir uns energielos. Ein besorgter Geist kann das Fließen der Körperenergien zusätzlich stören.

Während wir gelernt haben, uns entweder gesund oder krank zu fühlen, geht PranaVita davon aus, dass die »Grundgesundheit« des Körpers durch das Auftauchen von Blockierungen nicht verschwunden ist, so wie z.B. der »laute« Schmerz eines kranken Zahnes sich vor die »ruhige« Wahrnehmung aller gesunden Zähne schiebt. Mit anderen Worten: Das Energiesystem ist nach wie vor – sozusagen unmerklich – intakt, obwohl nun zusätzlich eine Energiestörung als Krankheit oder Schmerz prominent wahrnehmbar vorhanden ist. Es muss nun also nicht die Gesundheit wiederhergestellt werden, sondern die Blockierung muss entfernt werden.

Wodurch entstehen Energieblockaden?

Unsere bioplasmatischen Felder oder Auren und die feinstofflichen, subtilen Körper können aus verschiedenen Gründen krank bzw. blockiert werden:

»Negative« emotionale Störungen

Diese Ebene des Bewusstseins (als negativ empfundene Emotionen) erzeugt ungesunde Verhaltensmuster, die zu Fehlausrichtungen und Disharmonien im Energiesystem führen. Und bedauerlicherweise identifiziert sich die Mehrheit der Menschen mit ihren negativen Gefühlen wie Sorgen, Ängsten, Wut, Hass, Missgunst, Neid, Schuld, Scham, Hilflosigkeit usw.

»Negative« mentale Störungen

Wenn unser Denken ignorant ist und voll falscher Glaubenssätze, negativer Gedanken, Illusionen, Fanatismus etc., führt diese mentale Einstellung zu unnötigem Leiden und eventuell auch zu körperlichen und psychischen Erkrankungen.

Das große Thema »Stress«
Das Leben im 21. Jahrhundert wurde zu einer höchst stressvollen Angelegenheit, wenn nicht sogar zur gesundheitlichen Bedrohung. Auf das Thema »Stress« gehe ich in Kapitel »Stress lass los« näher ein.

Auch der Missbrauch von *Alkohol*, der Konsum *halluzinogener Drogen* oder *Zigaretten* sowie *traumatische Erfahrungen* können unser Energiesystem massiv stören. Die moderne *Ernährung* ist nährstoffarm, immer mehr beladen mit Umweltgiften, die ein chronisch geschwächter Körper nicht genügend ausscheiden kann. Viele unserer Lebensmittel sind mit Giftstoffen verunreinigt und mit künstlichen Aroma- und Konservierungsstoffen versetzt. Die *Luft*, die wir einatmen, ist nicht mehr sauber, wobei unser Atemsystem die Lungen nicht vor allen Abgasen, schädlichen Chemikalien usw. schützen kann. Oft enthält unser *belastetes Trinkwasser* Schwermetalle wie Quecksilber sowie Medikamentenreste und Hormone.

Von vielen Menschen wird erwartet, dass sie im Beruf Überstunden machen, um berufliche Termine einzuhalten. Das geht so weit, dass sie die dringend benötigten *Schlaf- und Ruhezeiten* ignorieren müssen, obwohl diese für die Regenerierung des Körpers und des Geistes enorm wichtig sind. Manche Firmen verlangen sogar, dass Mitarbeiter rund um die Uhr per Handy erreichbar sind. *Sportliche Bewegung fehlt*, Körperübungen kommen bei manchen Menschen selten bis gar nicht vor.

Die meisten Städte sind umweltverschmutzt. Computer, Fernseher, Mobiltelefone und andere elektronische Geräte erzeugen starke *elektromagnetische Strahlungen*, die unseren Körper auf der Zellebene beeinträchtigen. Alle diese Faktoren können die natürliche Harmonie unserer Gesundheit negativ beeinflussen und Energieblockaden entstehen lassen.

Körperliche oder psychische Störungen beginnen immer auf der Ebene der Energie. Sie haben ihren Ursprung in den feinstofflichen Körpern und deren Auren. Die chinesische Tradition spricht sogar von sieben Stufen, die zu einer Erkrankung führen. Krankheit ist das letzte Glied einer langen Kette. Davor gab es schon viele Warnsignale des Körpers, die wir nicht beachteten oder nicht wahrnehmen wollten, weil wir angeblich »gerade keine Zeit« hatten und uns mit Sprüchen wie »Es wird schon wieder werden« oder »Ist doch nicht so schlimm« gerade so über Wasser hielten.

Dies bedeutet aber auch, dass wir die Erscheinung von Krankheit verhindern können, indem wir unausgewogene Energiemuster aus den feinstofflichen Körpern entfernen und uns für ein weniger stressvolles Leben entscheiden. PranaVita ist eine ideale Technik dafür.

Was können wir für unsere Gesundheit tun?
Was können wir modernen Menschen angesichts all dieser genannten Faktoren tun, damit unser Körper die natürliche Balance beibehält und wir ein gesünderes und glücklicheres Leben führen können?

Unser physischer Körper ist wirklich etwas Wundervolles und Großartiges, denn er regeneriert, schützt und erneuert sich ständig, sogar ohne unser bewusstes Bemühen. In jeder einzelnen Zelle des Körpers finden pro Sekunde 100.000 biochemische Prozesse statt. Denken wir nur daran, dass wir alle sieben Jahre vollkommen neue Zellen in unserem Körper haben! Pro Sekunde sterben in unserem Körper ca. 50 Millionen Zellen ab und werden durch neue ersetzt. Ständige Verjüngung findet also statt.

Wir können den Körper bei der Selbstheilung unterstützen durch ...

- das bewusste Kultivieren guter Gedanken und Emotionen und das Loslassen von negativen, störenden und verletzenden Gedanken.
- ausgewogene und gesunde Ernährung; Wildkräuter und Kräuter spielen hier eine große Rolle.
- ausreichenden Schlaf und Ruhe, indem wir genügend Pausen einlegen.
- regelmäßige Körperübungen, wie Yoga, »Die 7 Tibeter«, Tanzen oder Gymnastik; so scheidet unser Körper verbrauchte oder blockierte Energien selbstständig aus und kann mehr frisches Prana aufnehmen, selbst wenn wir nur 5 Minuten pro Tag praktizieren.
- richtige Atemtechniken, die unseren täglichen Bedarf an Lebensenergie bereitstellen.
- PranaVita oder andere energetische Methoden, die wir vorbeugend anwenden, also solange wir noch gesund sind – und natürlich auch im Fall einer Erkrankung.

Fließt die Lebensenergie im Körper harmonisch und balanciert, so ist er in der Lage, seine Gesundheit auf allen Ebenen aufrechtzuerhalten. Die Energie als subtile, jedoch sehr starke Kraft ist entscheidend für unser körperliches, emotionales, mentales und spirituelles Wohlbefinden.

Selbstermächtigung statt Opferrolle und die Nein-Kraft

Wir können also sehr viel selbst dazu beitragen, gesund zu bleiben oder zu genesen. Denke an die Erkenntnisse der Epigenetik: Raus aus der Opferrolle, lass das Jammern, ermächtige dich selbst! Was bedeutet Selbstermächtigung für dich persönlich?

Für mich bedeutet es, Verantwortung zu übernehmen: für meinen Körper, für meine Gesundheit, für meine Lebensführung. Auch dafür, was ich an Nahrung zu mir nehme. Damit meine ich nicht nur Lebensmittel, sondern »Nahrung« im weitesten Sinn: Welche Informationen nehme ich auf, welche Bücher lese ich, welche Filme schaue ich mir an, welche Ausbildungen besuche ich, mit welchen Menschen umgebe ich mich usw.?

Selbstermächtigung oder Eigenverantwortung ist ein grundlegendes Prinzip. Die Lebenskraft jedes Einzelnen kommt aus ihm selbst. Es liegt daher in seiner ureigenen Verantwortung, dieser Lebenskraft eine Richtung zu geben.

Was ist der Sinn des Lebens?
Dem Leben einen Sinn zu geben.

Die Richtung, wie wir unsere Lebenskraft einzusetzen haben, wurde uns ursprünglich von den Eltern, der Schule, der Kirche und der Gesellschaft gelehrt und damit vorgegeben. Wir alle haben also als »Fremdbestimmte« begonnen. Dies anzuerkennen ermöglicht den ersten Schritt in Richtung Eigenverantwortung. Nun sollten wir das Erlernte in das für uns Brauchbare und in das Unbrauchbare trennen; das Brauchbare kann gepflegt werden, und das Unbrauchbare darf weggelassen werden. Diese Sortierungsphasen muss jeder für sich selbst durchlaufen; sie betreffen viele Themen. Geringes Selbstbewusstsein, ständige Selbstzweifel, permanente Vergleiche mit anderen und die damit einhergehenden Bewertungen und Beurteilungen gehören zur Opferrolle.

Manche Menschen geben ihre Macht freiwillig ab, oft an verehrte und bewunderte Menschen, an große Meister, Lehrer und charismatisch empfundene Anführer. Man nennt dies »Kultmentalität« – ein Phänomen, das mit einer übermäßigen Aktivierung des Kronenchakras zu tun hat. Menschen mit einer Kultmentalität haben für gewöhnlich ein höheres Verlangen nach einer Art spiritueller Transformation als der Durchschnitt. Sie glauben, ihre Ideologie sei auf ein höheres oder edles Ziel gerichtet und sie gehörten einer auserwählten Truppe an, die dem Rest der Menschheit überlegen sei. Trotz der Tatsache, dass solche Menschen oftmals sehr klug und hochintelligent sind, lässt der Mangel an kritischem Denken und ein blinder Gehorsam sie anfällig werden für eine Art »Gehirnwäsche«. Als Konsequenz wird die Kontrolle über das eigene Leben und Denken an den Kultführer abgegeben. Damit geben sie aber auch ihre eigene Macht ab.

Nun leben wir aber in einer Zeit des Paradigmenwechsels, wo es auch darum geht, die eigene Macht und Größe anzuerkennen und zurückzuholen. Sind wir doch alle »Meister« und »Meisterinnen« bzw. auf dem Weg zu unserer Meisterschaft. Sind wir doch alle als Lebewesen ein individualisierter Ausdruck des all-guten Lebens und nicht von diesem Urgrund allen Seins getrennt.

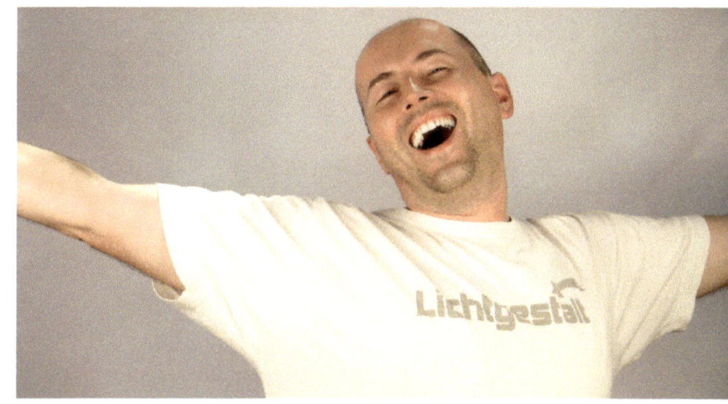

Das Wissen um die NEIN-Kraft

Zur Selbstermächtigung eines verantwortungsvollen Menschen gehört auch, seine innere und äußere NEIN-Kraft zu entwickeln und anzuwenden, wenn es angebracht ist. Unverzichtbar ist dafür ein klares inneres Nein zur Manipulation durch leidbringende und menschenunwürdige

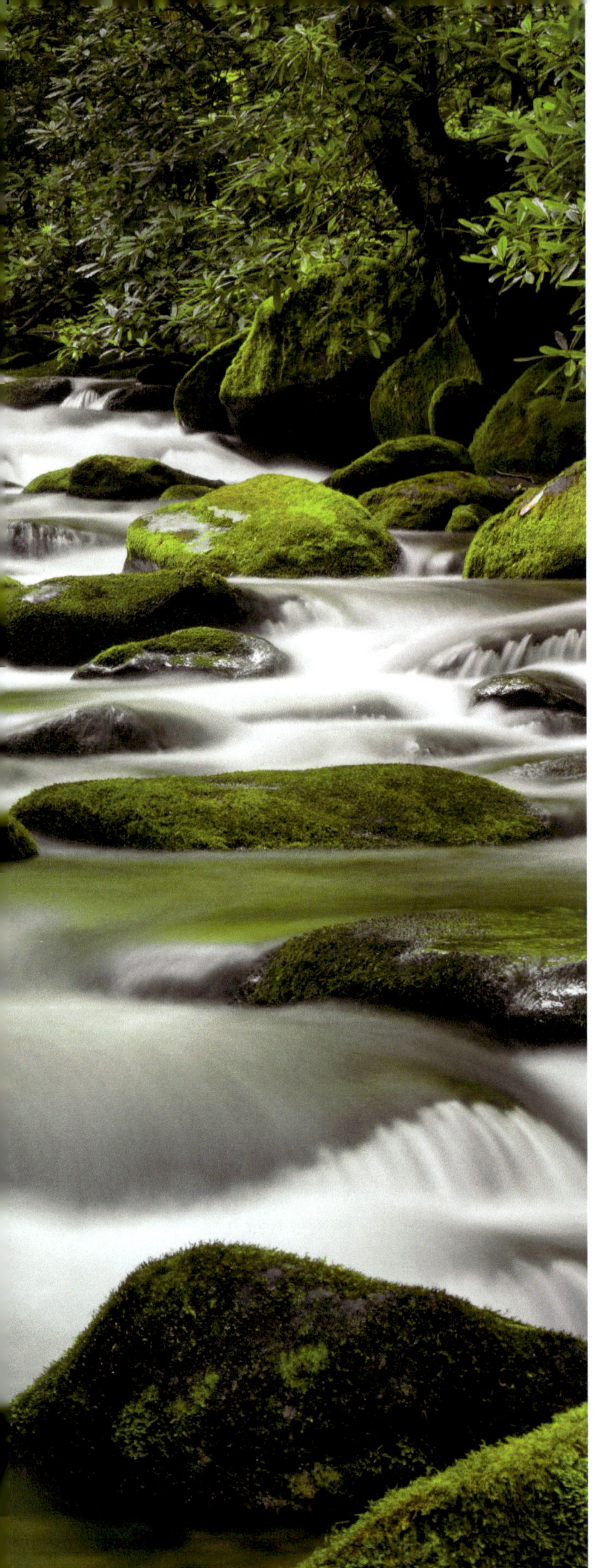

Wirtschafts-, Geld- oder politische Systeme. Nein zu Wetterkontrolle, geldgierigen Konzernen und gesundheitsschädlicher Strahlenbelastung, um nur einige zu nennen.

Die NEIN-Kraft ist eine sehr starke Kraft, die jedem Menschen zur Verfügung steht. Sie entwickelt sich aus der inneren NEIN-Kraft. Wichtig ist dabei, den persönlichen Filter einzusetzen: Was ist brauchbar, was ist unbrauchbar? Was ist lebensfreundlich, was ist lebensfeindlich?

Indem wir unsere NEIN-Kraft auf das Lebensfeindliche anwenden, entwickeln wir unser geistiges Immunsystem. Im Sinn der Neuroplastizität unseres Gehirns wird dies dann zu einem Gewohnheitsmuster, also zu einer im Gehirn fix verschalteten Assoziationskette, die ständig benutzt wird. Unser Unterbewusstsein registriert sehr wohl, wenn wir gegenüber lebensfeindlichen Zuständen öfters die innere NEIN-Kraft einsetzen. Wenn wir zum Beispiel regelmäßig Nein zu unerwünschtem Stress sagen, wird unser Unterbewusstsein mithelfen, diese lebensfeindlichen Zustände zu vermeiden.

Wir können unserem inneren Nein auch – immer auf dem friedlichen Pfad – Ausdruck verleihen, um zur gesellschaftlichen Weiterentwicklung beizutragen, zum Beispiel über Petitionen. Diese Grundhaltung sollte zur Ethik eines Energetikers und überhaupt eines jedes Menschen gehören: die Verhinderung sozialer Entwicklungen, welche die körperliche und psychische Gesundheit der Menschen beeinträchtigen.

Die Energie-Anatomie eines Menschen

Die Fähigkeit, andere mit den PranaVita-Methoden zu begleiten, ist abhängig vom Wissen über die Energie-Anatomie. Ich gehe hier bewusst nur kurz darauf ein – wohl wissend, dass es viel mehr darüber zu berichten gäbe. Zur Energie-Anatomie eines Menschen zählen wir ...

- die unsichtbaren, energetischen Körper eines Menschen,
- die feinstofflichen Felder – auch »Auren« genannt,
- die Meridiane und Nadis,
- die Pranaröhre,
- die Chakras.

Die unsichtbaren Körper eines Menschen

Ein Mensch ist ein spirituelles, kosmisches Wesen und besitzt einen Körper – eigentlich mehrere Körper. Mit dem sichtbaren physischen Körper agiert er auf der materiellen Ebene, mit den unsichtbaren Körpern auf den emotionalen, mentalen und spirituellen Ebenen. Diese unsichtbaren subtilen Körper sind der Ätherkörper, der Astralkörper, der Mentalkörper und die spirituellen Körper. Jeder der hier angesprochenen feinstofflichen Körper durchdringt unseren physischen Körper; außerdem durchdringen sie sich gegenseitig.

Der Ätherkörper oder Energiekörper

Der sichtbare physische Körper des Menschen besteht aus dichter Materie und ist mit den physischen Augen zu sehen. Dieser physische Körper hat einen unsichtbaren Doppelgänger, der je nach Tradition anders genannt wird: Ätherkörper, Energiekörper, Vitalkörper oder bioplasmatischer Körper.

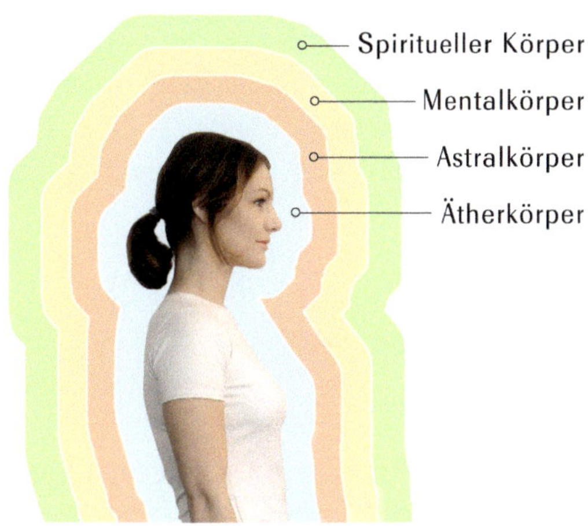

Der Ätherkörper ragt über den physischen Körper hinaus und dient als Vorlage für die Formung des physischen Körpers. Diese energetische Vorlage hält die molekulare Struktur des physischen Körpers zusammen. Durch ihn fließt die feine Lebenskraft, das Prana, um den Körper am Leben zu erhalten. Der Ätherkörper wird im Sanskrit Prânamâyakosha oder »Träger des Prâna« bezeichnet. Jede Zelle, jedes Organ und jeder Körperteil (Knochen, Muskeln, Nerven, Blutgefäße) hat sein ätherisches Gegenstück. Jeder Bestandteil des physischen Körpers ist also energetisch in unserem Ätherkörper vorhanden. Deshalb wird dieser Körper auch als »ätherisches Doppel« bezeichnet. Und darum funktioniert die Energiearbeit so wunderbar.

ALLE energetischen Methoden findet im Ätherkörper statt. Dabei ist es egal, ob der physische Körper berührt wird oder nicht, weil ja der Ätherkörper den physischen Körper durchdringt und die Informationen an ihn weitergibt.

Erkrankungen des physischen Körpers zeigen sich als »Energieblockaden« im Ätherkörper und in dessen Aura. Die Gesundheit unseres physischen Körpers wird also zum großen Teil von der Gesundheit unseres Ätherkörpers bestimmt. Die Chakras, Meridiane und Nadis unterstützen dabei und übernehmen wichtige Aufgaben.

Der Astralkörper

Hier zeigen sich die Energiemuster unserer Gefühle und Emotionen, einschließlich Furcht, Leidenschaft, Appetit und Sehnsüchte. Darum wird dieser feinstoffliche Körper oft auch »Emotionalkörper« genannt. Das Aussehen und die Qualität des Astralkörpers hängt von der emotionalen Entwicklung und Reife des Menschen ab. Ist der Astralkörper entsprechend entwickelt, d.h. vom Ego-Geist befreit und energetisch gereinigt, dann ist ein Mensch fähig, höhere Emotionen wie bedingungslose Liebe, Freude, Vergebung, Mitgefühl usw. auszudrücken, zu leben und auszustrahlen.

Der Mentalkörper

Im Mentalkörper sind die Energiemuster unseres Geistes und unserer negativen und positiven Gedanken sowie die sogenannten Gedankenformen beheimatet. Der Grad an Verfeinerung und die Größe dieses feinstofflichen Körpers hängen vom Stadium der geistigen Entwicklung eines Menschen ab. Die Klarheit des Geistes eines Menschen ist verbunden mit dessen emotionaler Reife.

Weil destruktives Denken (Energiemuster im Mentalkörper) und negative Emotionen (Energiemuster im Astralkörper) die körperliche Gesundheit eines Menschen in hohem Maße beeinträchtigen, ist die Behandlung dieser beiden feinstofflichen Körper wichtig, besonders bei jeglichen psychischen Erkrankungen. Mentalkörper und Astral-/Emotionalkörper arbeiten sehr eng zusammen.

Die spirituellen Körper

Jenseits des körperlichen, ätherischen, astralen und mentalen Körpers befinden sich andere spirituelle Körper, vier an der Zahl: Manasischer Körper, Buddhischer Körper, Atmischer Körper und Monadischer Körper (andere Schulen haben dafür jeweils andere Bezeichnungen). Diese Körper enthalten die Ursachen all dessen, was sich in den niederen Körpern und niederen Ebenen manifestiert. Sie sind das Tor zum Universalwissen und zur spirituellen Befreiung.

Die feinstofflichen, elektromagnetischen Felder oder Auren

Die soeben beschriebenen feinstofflichen Körper durchdringen sich gegenseitig sowie den physischen Körper eines Menschen und dehnen sich nach außen aus. Jeder feinstoffliche Körper verfügt auch über sein Ausstrahlungsfeld, ein elektromagnetisches Feld, landläufig »Aura« genannt. Die verschiedenen Auraschichten heißen demnach ätherische Aura, astrale Aura, mentale Aura und spirituelle Auren. Alle durchdringen einander und sind voneinander abhängig. Sie haben die Fähigkeit, Informationen zu übertragen. Sie nehmen Eindrücke und Erfahrungen auf und speichern diese. Sie enthalten von Natur aus auch alle Informationen, um den Körper dabei zu unterstützen, sich selbst zu heilen, zu reparieren und zu erneuern.

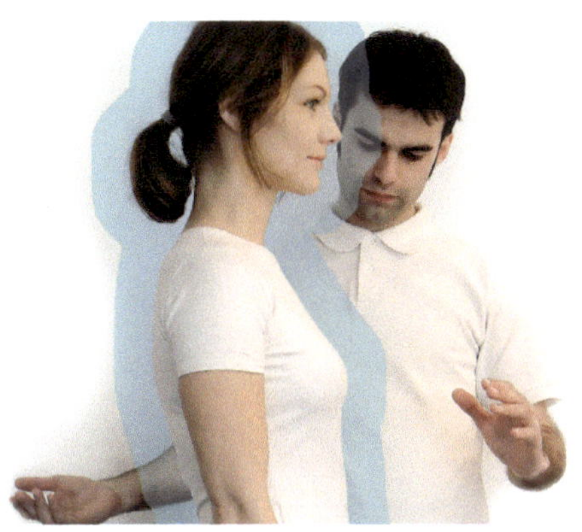

Während du dich zum Beispiel einem anderen Menschen näherst und eure Auren aufeinandertreffen, weißt du intuitiv sofort, ob dir dein Gegenüber sympathisch oder unsympathisch ist, ohne dass ein einziges Wort gefallen ist. Man spürt sofort, ob man kompatibel ist oder nicht.

Medial begabte Menschen können die Farben der Aura sehen: Die Farben können von leuchtend und hell bis zu schlammig und dunkel schwanken, je nach Klarheit oder Verwirrung des Geistes und der Emotionen.

Die ätherische Aura enthält Informationen über den Zustand der körperlichen Gesundheit, die astrale Aura über den Zustand der emotionalen Gesundheit und die mentale Aura über den Gesundheitszustand unseres Geistes, zu dem wir auch unseren Verstand zählen. Alle Körper und Auren sorgen gemeinsam mit den Chakras und Meridianen für einen harmonischen Energiehaushalt. Durch eine geschwächte Aura wird der Körper energetisch unterversorgt. Hält die Unterversorgung über längere Zeit an, gewöhnt sich die Aura an den ungesunden Zustand; Unwohlsein, Orientierungslosigkeit, Erschöpfung und Krankheit können entstehen.

Gesundheitsstrahlen

Mit unserem Ätherkörper hängt ein Faszinosum zusammen: die Gesundheitsstrahlen – leuchtende Lichtstrahlen, die aus jeder Pore unseres Körpers sozusagen hinausgeschleudert werden. Bei einem gesunden physischen Körper erscheinen die Gesundheitsstrahlen gerade und strahlend; der betreffende Mensch ist von einem leuchtenden Strahlenkranz umgeben – man spricht dann auch von einer »strahlenden Erscheinung«.

Ist der Körper krank, verbiegen sich die Gesundheitsstrahlen, sie hängen herunter oder sind ineinander verworren; dann können sie ihren Aufgaben nicht mehr nachkommen. Es ist also wichtig, dass bei einer energetischen Behandlung auch die Gesundheitsstrahlen mit einbezogen werden, die zwei überaus wichtige Aufgaben erfüllen:

1. Sie sind ein perfekter natürlicher Schutz für unseren Körper und schirmen ihn gegen das Eindringen von störenden und kranken Energien ab.

2. Sie dienen der Ausscheidung energetischer Abfall- und Giftstoffe.

Meridiane und Nadis

Meridiane und Nadis sind unsichtbare, feinstoffliche Kanäle, in denen das Prana durch den Körper fließt. Sie durchziehen als Netzwerk den menschlichen Körper und haben nichts mit Nervenbahnen oder Blutgefäßen zu tun. Sie verbinden die einzelnen Chakras und leiten die Lebensenergie in den gesamten physischen Körper weiter. In der chinesischen Tradition bzw. der TCM werden diese Lichtkanäle »Meridiane« genannt. Energetische Methoden wie Akupunktur, Akupressur, Shiatsu sowie PranaVita arbeiten an den Meridianen.

In der indischen Tradition nennt man die Energiekanäle »Nadis«; damit sind vor allem die unzähligen kleinen Energiekanäle gemeint. Die Veden berichten von 72.000 Nadis, die unseren menschlichen Körper durchziehen. Einer meiner Bekannten hat diese Energieleitbahnen mit Straßen verglichen: Die Meridiane kann man sich wie Autobahnen vorstellen und die Nadis wie viele kleinere Landes- und Bundesstraßen. Interessant ist, dass das Konzept der Meridiane nicht nur in China die Grundlage der TCM ist. Auch bei den Yucatan-Mayas sind sie bekannt; dort nennt man sie »Windkanäle«.

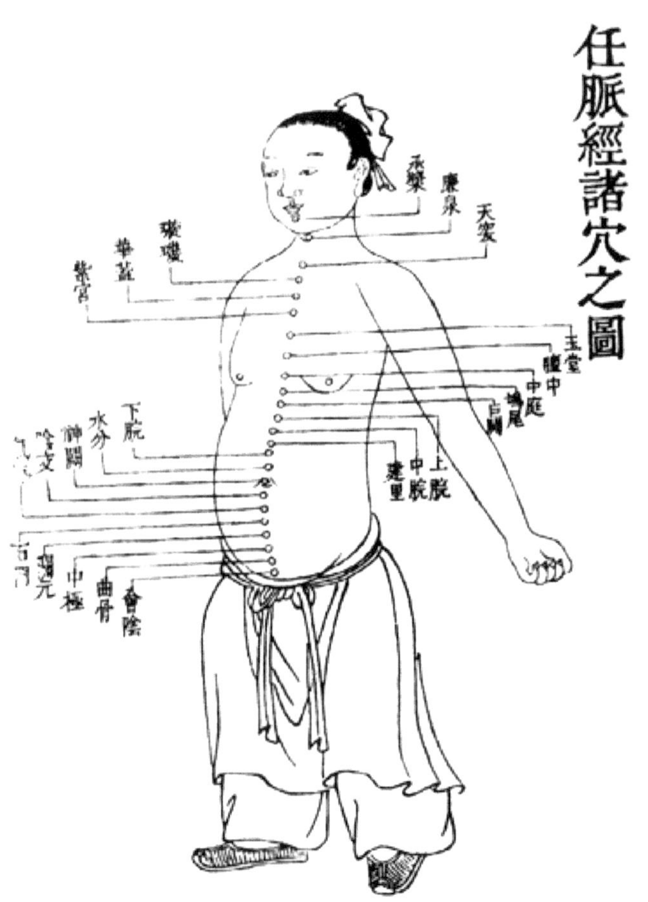

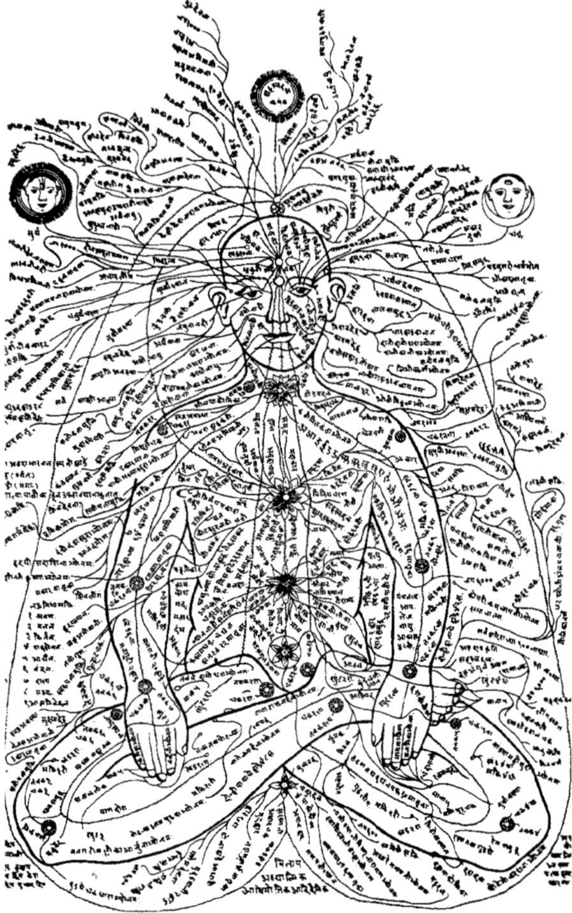

Wenn Prana oder Chi, wie es die Chinesen nennen, frei durch die Meridiane fließt, ist der Körper balanciert und gesund. Spannungen werden abgebaut, und der Energiespiegel des Körpers wird angehoben, Ausgewogenheit und Harmonie entstehen. Die Arbeit an den Meridianen wird im Level 2 der PranaVita-Ausbildung vermittelt.

Die Pranaröhre

Im Zentrum des menschlichen Körpers – entlang der Wirbelsäule, in der Körpermitte – verläuft ein Haupt-Energiekanal. Yogis beschreiben ihn als »Säule des Lichts«, in der indischen Tradition wird er »Sushumna-Nadi« genannt. Wir nennen ihn die »Pranaröhre«. Sie ist ein Kanal aus Licht, der uns nach oben mit dem alles durchdringenden Raum verbindet, dem höchsten universellen Bewusstsein. Nach unten verbindet uns die Pranaröhre mit dem Herzen von Mutter Erde. Diese Pranaröhre ist die Hauptleitung für alle unsere feinstofflichen Körper. In ihr befinden sich auch die Hauptchakras.

Das Wissen um die Pranaröhre ist uraltes Kulturgut. In neuerer Zeit wurde das Wort »Pranaröhre« wieder publik gemacht von Drunvalo Melchizedek, Lehrer und Autor von »Die Blume des Lebens«, sowie von Tom Kenyon, einem meiner Lehrer, der in seinem Buch »Die Hathor-Zivilisation« sehr schön darüber schreibt.

Um die Pranaröhre herum befindet sich die Doppelhelix des Sonnen- und Mondkanals, auch »Ida« und »Pingala« genannt. Diese drei großen Energiekanäle – Ida, Pingala und Pranaröhre – sind essenziell für einen unbehinderten und freien Fluss der Lebensenergie im Körper sehr wichtig, wenn es um die dem Körper innewohnende »Kundalini-Energie« geht, mit der wir uns intensiv im Level 5 der PranaVita-Ausbildung beschäftigen.

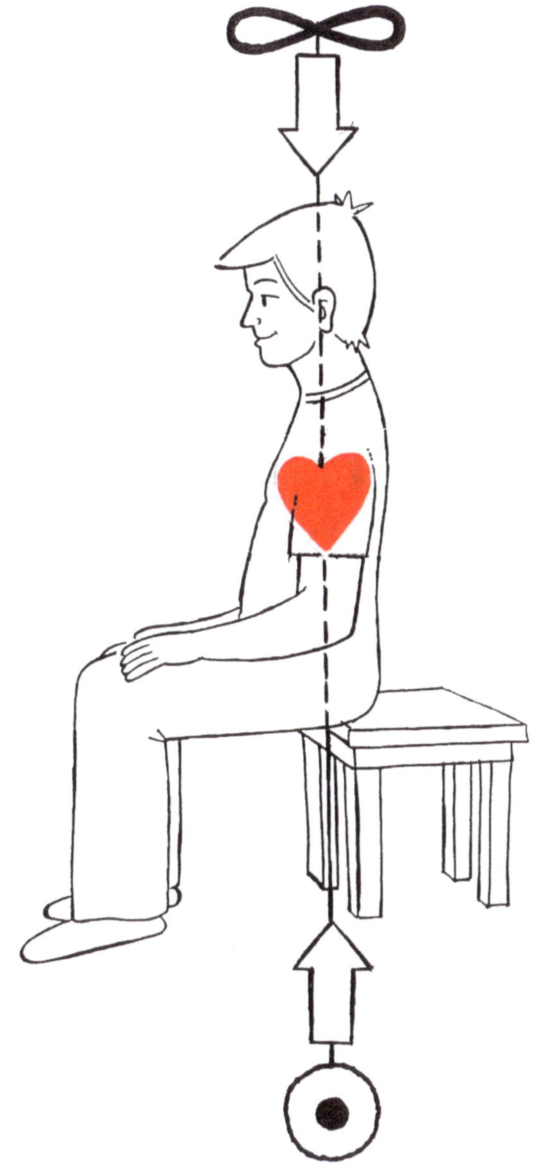

Die Chakras

Das Wissen über Chakras, die einen bedeutenden Anteil an der Energie-Anatomie unseres Körpers ausmachen, verdanken wir alten vedischen Meistern aus Indien: Sie beschrieben die Chakras als Energiewirbel und nahmen sie gewiss auch hellsichtig wahr. Das Wort »Chakra« stammt (ebenso wie der Begriff »Prana«) aus dem Sanskrit; es bedeutet »Rad«, »Kreis« oder »Scheibe«. Es gibt verschiedene Chakrasysteme, auf die ich später näher eingehe. Am bekanntesten ist das Sieben-Chakra-System, das vor mehreren Tausend Jahren in den Veden beschrieben wurde. Bei PranaVita nennen wir diese sieben Chakras die »sieben primären Hauptchakras«.

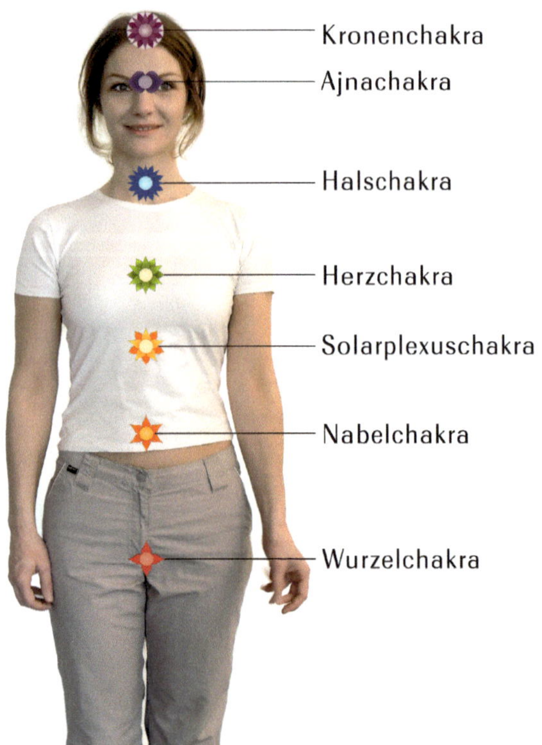

Chakras sind kegelförmige Energiewirbel, die sich ständig drehen und den Prana-Fluss im Körper regulieren. Man kann sich die Chakras wie kleine Kraftwerke vorstellen, die Prana-Energie zunächst aufnehmen, dann in die verschiedensten Meridiane, Organe und Körpersysteme pumpen und sie so mit feinstofflicher Energie versorgen. Die Chakras leiten auch erkrankte und verbrauchte Energien aus, damit die Gesundheit des physischen Körpers erhalten bleibt.

In unserem Körper sind sie unerlässlich für den Ablauf und das Funktionieren unseres Energiesystems und wesentlich für unsere körperliche, aber auch psychische Gesundheit. Bei der sogenannten »Energieheilung« wird in erster Linie mit den Chakras im Ätherkörper gearbeitet, obwohl es entsprechende Energiewirbel auch in den anderen feinstofflichen Körpern gibt. Interessanterweise liegen die Chakras im Ätherkörper dort, wo sich im physischen Körper die endokrinen Drüsen befinden: entlang der Körpermitte. Die sieben primären Hauptchakras arbeiten mit den endokrinen Drüsen zusammen, sowie mit entsprechenden Nervengeflechten.

Jedes Hauptchakra ist sozusagen der Chef der jeweiligen Körperregion, in der es liegt, stellt es doch die Lebensenergie für diese spezielle Körperregion zur Verfügung und versorgt damit die sich dort befindlichen Organe, Drüsen und Körpersysteme. Blockaden oder Unausgewogenheiten entstehen, wenn die Energie innerhalb eines Chakras und zwischen den einzelnen Chakras nicht frei fließen kann. Dies kann eine Reihe körperlicher, emotionaler und mentaler Probleme verursachen.

Chakras und Psyche

Neben den Aufgaben für den physischen Körper haben die Chakras innewohnende psychologische Qualitäten. Sie sind demnach nicht nur für unser körperliches Wohlbefinden maßgeblich, sondern beeinflussen auch unseren Geist, unsere Emotionen, unser Bewusstsein und unsere spirituelle Entwicklung. (Ein hoher Grad an spiritueller Entwicklung findet übrigens seinen Ausdruck immer in Bescheidenheit und Natürlichkeit ...)

Dementsprechend beeinflussen die Chakras auch die Art und Weise, wie wir denken, fühlen, handeln und auch wie wir miteinander und mit unserer Umgebung umgehen. Umgekehrt haben unser Denken, Sprechen, Fühlen und Handeln wiederum einen großen Einfluss auf den energetischen Zustand unserer Chakras. Also: alles eine Frage der Energie!

Eine positive Lebenshaltung lässt die Chakras angenehm und ausgewogen schwingen, wohingegen eine destruktive Lebenseinstellung diese Energiezentren negativ beeinflusst; sie bringt sie aus der Harmonie und erzeugt Energieblockaden.

PranaVita bei psychischer Unausgewogenheit

PranaVita ist also nicht nur eine gute Unterstützung bei körperlichen, sondern auch bei psychischen Problemen. Das Wort »Psyche« stammt aus dem Griechischen und bedeutet »Seele« oder »Atem«. Die Psychologie verwendet dieses Wort, um zu beschreiben, wie unser Geist funktioniert, bewusst oder unbewusst, durch Gedanken, Emotionen oder Reaktionen. Im modernen psychologischen Zusammenhang wird die menschliche Psyche als die unsichtbare oder nicht-physische Seite eines Menschen betrachtet.

Körperliche Erkrankungen haben hauptsächlich mit blockierten Energien im Ätherkörper zu tun. Bei psychischen Problemen befinden sich Energieblockaden zusätzlich im Astral-/Emotionalkörper und im Mentalkörper, ausgelöst und verstärkt durch negative Gedankenformen und negative Gedanken-Elementale.

Wer psychisch gesund und emotional in Balance ist, hat ein solides, klares Denkvermögen, das wir auch als »gesunden Menschenverstand« bezeichnen. Solche Menschen haben die Fähigkeit, Anforderungen und Herausforderungen gut und ruhig zu bewältigen, und können sich Veränderungen anpassen – was wichtig ist, denn das einzig Beständige im Leben ist die Veränderung. Psychisch gesunde Menschen sind stabil, glücklich, zufrieden und interagieren verantwortungsfähig mit der Gesellschaft.

Psychische Unausgewogenheit zeigt sich dagegen als unangemessene Angst, Depressionen, Suchtverhalten, Persönlichkeitsstörungen usw. und hängt mit Energiemustern zusammen, die unser feinstoffliches Energiesystem stören, besonders im astralen und mentalen Energiekörper. Durch das Beheben bzw. Harmonisieren dieser Störungen ist es möglich, Ruhe und Stabilität in die Gedanken, Emotionen und Handlungen eines Menschen zu bringen und die Überwindung von psychischen Problemen effizient zu unterstützen.

Sehr viele psychische Probleme entstehen durch zwei Hauptfaktoren, nämlich durch negative Emotionen und durch eine negative geistige Einstellung. Darum möchte ich hier nochmals kurz darauf eingehen:

Negative Emotionen: Leider identifiziert sich die Mehrheit der Menschen mit ihren negativen Emotionen wie Sorgen, Ängsten, Wut, Hass, Missgunst, Neid, Eitelkeit, Schuld, Scham, Hilflosigkeit usw. Diese Ebene des Bewusstseins erzeugt ungesunde Verhaltensmuster, die zu Fehlausrichtungen und Disharmonien führen.

Negative geistige Einstellung: Fernöstliche Traditionen erachten den Geist, den Mind, als vorrangig wichtig, denn er gibt die Befehle, während der physische Körper diese nur empfängt und ausführt. Wenn der Geist ignorant, voll falscher Glaubenssätze, negativer Gedanken, Illusionen, Fanatismus etc. ist, führt diese mentale Einstellung zu Leiden und eventuell zu einer Reihe von Erkrankungen. Man könnte sagen, unser Geist ist der Reiter, der die Richtung vorgibt, und unser Körper ist das Pferd, das folgt. Oder kurz: »Mind over Matter« – »Der Geist (steht) über der Materie«.

Gedanken und Emotionen sind starke kreative Energien, die uns beeinflussen: mal positiv, mal negativ. Es liegt an jedem Einzelnen von uns, zu beobachten, welche Emotionen vorrangig gelebt werden: Lasse ich die niederen Emotionen – Hass, Neid, Gier, Wut usw. – wie ein ungezähmtes Pferd mit mir durchgehen oder bin ich bereit, sie in Güte, Anteilnahme, Wohlwollen und Mitgefühl zu transformieren? Und welche Qualität haben meine Gedanken? Wissenschaftler bestätigen, dass die durch Gedanken und Emotionen erzeugten mentalen und emotionalen Energien konkrete bewusste Kräfte sind, die unser Wohlbefinden beeinflussen. Schon Untersuchungen im letzten Jahrhundert haben gezeigt, dass der physische Körper mit dem Geist und den Emotionen eng zusammenarbeitet. Veränderungen im mental-emotionalen Zustand, bewusst oder unbewusst, führen zu Veränderungen in den Körperprozessen und in der Körperchemie. Und umgekehrt ist es ebenso: Veränderungen in körperlichen Zuständen haben Veränderungen auf der mental-emotionalen Ebene zur Folge. Unser Geist beeinflusst unseren Körper, und unser körperlicher Zustand beeinflusst unseren Geist. Die Griechen wussten bereits: »Ein gesunder Geist in einem gesunden Körper.«

Interessante wissenschaftliche Untersuchungen dazu

Ich möchte hier nur drei von vielen Studien anführen, die mir wesentlich erscheinen:

Kampf-Flucht-Reaktion (Walter Cannon, Harvard Medical School/University)
Dieses Verhalten ermöglicht es einer Person, in einer bedrohlichen Situation zu fliehen oder sich der Gefahr zu stellen. Gleichgültig, ob die Gefahr real oder nur eingebildet ist – der Körper reagiert, indem Blutdruck, Herz- und Atemfrequenz sowie Muskelanspannung steigen und Stresshormone ausgeschüttet werden.

Entspannungsreaktion (Herbert Benson – Mind Body Medicine, Harvard Medical School)
Die Entspannungsreaktion ist ein Zustand tief empfundener Ruhe, der einhergeht mit Senkung des Blutdrucks und der Herzfrequenz, mit

verringerter Muskelanspannung und tieferer, langsamerer Atmung. Diese Studie zeigt also die positive Auswirkung von Ruhe, Stille oder Meditation auf den physischen Körper. Der Zustand tief empfundener Ruhe tritt auch ein, wenn Akzeptanz da ist – Akzeptanz für alles, was ist …

Psycho-Neuro-Immunologie (PNI)
(Robert Ader, University of Rochester)
Hier wird die Wechselwirkung zwischen Bewusstseinszustand und Emotionen sowie dem Nerven-, Hormon- und Immunsystem beschrieben, außerdem das Verhältnis zwischen der Handlungsweise eines Menschen und dessen Gesundheit.

Dr. Benson nennt die folgende Übung »Schritt für Schritt«:

- Mache diese Übung regelmäßig für fünf Minuten. Solange du noch kein Gefühl für ihre Dauer hast, stelle dir einen Wecker oder eine Eieruhr.

- Sorge dafür, dass du schon zu Beginn warme Füße hast. Setze dich bequem hin, entspanne deine Nackenmuskulatur, atme tief und gleichmäßig und schließe die Augen.

- Überlege dir eine Körperbewegung oder ein Wort, mit dem du angenehme Gefühle verbindest, zum Beispiel »Liebe«, »Ozean», »Einheit«, »Ruhe« oder »AUM«. Bitte konzentriere dich während der ganzen Übung darauf .

- Beginne nun damit, dein Konzentrationswort zu wiederholen, am besten beim Ausatmen. Sobald sich störende Gedanken aufdrängen, lasse sie vorüberziehen und kehre zu deinem Konzentrationswort zurück.

- Wenn die Zeit um ist, bleibe noch ein wenig sitzen und lasse den Alltag allmählich in dein Bewusstsein zurückkehren. Erwarte von dieser Übung keine Spontanwunder. Betrachte sie als tägliche Routine wie das Zähneputzen. Der Erfolg wird sich von selbst einstellen.

Der Mental- und Emotionalkörper eines Menschen arbeiten also eng zusammen. Beide beeinflussen nicht nur den physischen Körper, sie beeinflussen sich auch gegenseitig.

Mach einen kleinen Versuch: Wenn du dich schlecht fühlst, halte kurz inne und beobachte, welche Gedanken gerade durch deinen Geist gehen. Es werden keine positiven Gedanken sein. Du kannst lernen, geistig einen Wächter einzubauen, sodass es dir mit der Zeit auffällt, wenn du dich gerade wieder einmal in einer Opferrolle befindest: »Ich bin so arm«, »Ich kann das nicht«, »Es hat ja doch alles keinen Sinn« usw. Sobald du gelernt hast, deine Gedanken und Emotionen bewusst wahrzunehmen, hast du bereits gewonnen – denn dann kannst du ihre Qualität verändern. Es ist nicht ganz leicht, braucht etwas Übung, aber es funktioniert perfekt. Mit PranaVita können wir darüber hinaus die Energien von negativen Gedankenformen und negativen Elementalen aus unserem Energiesystem entfernen.

Der Sorgenbaum

Eine kleine Geschichte aus Indien, passend zum Thema »Negative Emotionen« bzw. »Sorgen«:

Irgendwo in einer weiten Provinz des Landes »Überall« stand seit Menschengedenken ein mächtiger Doppelbaum, von dem die Menschen annahmen, dass gute Geister in seiner mächtigen Krone zu Hause seien und über das Wohl und Wehe der Dorfbewohner wachten. So sah man auch oft einzelne Menschen, aber auch Elternpaare mit ihren Kindern, die sich unter das dichte und mächtige Laub begaben, um den Geistern ihre Sorgen und Nöte anzuvertrauen.

Eines Tages machte im Dorf eine Nachricht die Runde, man solle einmal seine tiefsten Sorgen anonym aufschreiben, sie gut in ein Paket einpacken und es dann in den Baum hängen. Die Bedingung sei jedoch, bei dieser Gelegenheit eines der anderen dort deponierten Pakete abzunehmen und es heimzutragen, um es zu öffnen und die Notiz zu lesen.

Von dieser Botschaft wurde sofort reger Gebrauch gemacht, und bald hatten alle Bewohner am Baum ihr Päckchen abgeladen und – wie verlangt – das Päckchen eines anderen mit nach Hause genommen.

Als man jedoch dort das fremde Sorgenpaket öffnete, mussten alle mit Bestürzung feststellen, dass die Sorgen, Nöte und Ängste der anderen ja oftmals die eigenen bei Weitem übertrafen, zumindest aber nicht geringer waren. Schleunigst liefen die Menschen zurück zum Geisterbaum, um die fremden Pakete abzuladen und schließlich ihre eigenen Sorgenpakete zurückzuholen.

Fortan hörte man im Dorf niemanden mehr über seine Nöte und Sorgen klagen, und alle dankten im Stillen den weisen Geistern, deren Wispern man so oft in der mächtigen Baumkrone hören konnte.

Aufgaben und Farben der Chakras

Hier nur mal so zum »Reinspüren«, wofür unsere sieben primären Hauptchakras auf körperlicher Ebene zuständig sind und wohin sie ihre Energie verteilen – ergänzt durch einige ihrer psychologischen Qualitäten und Farben.

Das Basis- oder Wurzelchakra liegt an der Basis der Wirbelsäule → rotes Prana. Es fungiert wie die Wurzel eines Baumes: Wie soll ein Baum wachsen, blühen und Früchte tragen, wenn er keine kräftigen Wurzeln hat? Genauso ist es bei uns Menschen. Unsere Wurzel hat viele Aufgaben; sie versorgt den gesamten Körper mit wertvollem Prana.

Die Partner des Wurzelchakras auf körperlicher Ebene sind die Nebennierendrüsen und der Sakral-Plexus. Es liefert Lebensenergie an alle Knochen, Muskeln, Sehnen, Gewebe, Lymphe, Hüften, Beine und Füße. Das Wurzelchakra ist wichtig für Zell- und Körperwachstum, Blutproduktion im Knochenmark, Entwicklung des Gehirns und die männlichen Fortpflanzungsorgane.

Psychologische Qualitäten: Ein Mensch mit einem energetisch kraftvollen Wurzelchakra ist

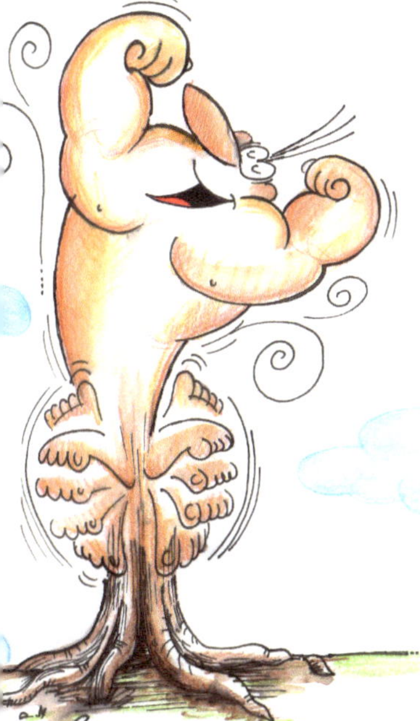

kreativ, praktisch veranlagt und gut geerdet in der materiellen Welt.

Standfestigkeit, Durchhaltevermögen und starke Energie treiben ihn an, auf Ziele hinzuarbeiten, sie auch zu erreichen und materiellen Erfolg zu erlangen. Freude am Leben, Sicherheit und Selbstsicherheit sind selbstverständlich.

Solche Menschen leben in Harmonie mit der Natur und haben eine erfüllte Sexualität.

Das Nabelchakra liegt im Bereich des Nabels → oranges Prana. Die Partner des Nabelchakras auf körperlicher Ebene sind die Gonaden (Eierstöcke, Hoden) und der Lumbal-Plexus. Es liefert Lebensenergie an die Gedärme, Blase, Nieren, Uterus und in die Lendenregion. Es unterstützt das Solarplexus-Chakra bei wichtigen Verdauungsprozessen und spielt eine große Rolle bei Schwangerschaft und Geburt. Das Nabelchakra ist auch der Speicher für Prana-Energie.

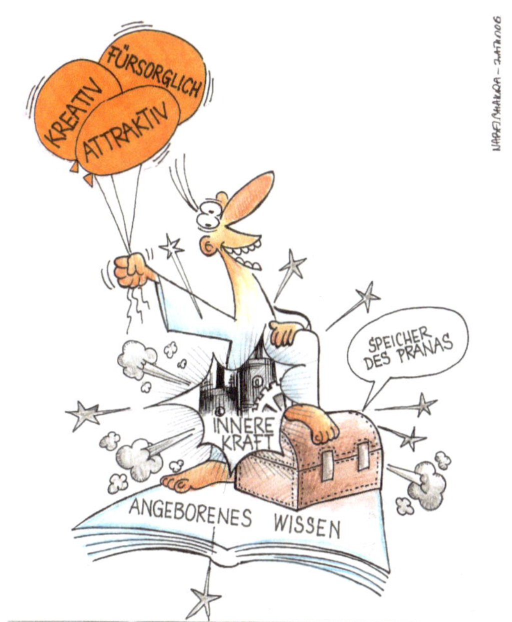

Psychologische Qualitäten: Mit einem ausgewogenen Nabelchakra ist man sehr kreativ, hat viel Charisma, ist ein herzlicher Familienmensch und hat gerne Freunde um sich. Man empfindet Freude und Leidenschaft für das Leben, hat eine gesunde, positive Einstellung zu seiner eigenen Sexualität und verfügt über die innere Kraft und das angeborene Wissen, Erwartungen zu übertreffen und erfolgreich zu sein.

Das Solarplexus-Chakra bzw. Sonnengeflecht liegt in der Mitte des Oberbauches → gelbes Prana. Die Partner auf körperlicher Ebene sind das Pankreas (Bauchspeicheldrüse) und der Solar-Plexus. Es liefert Lebensenergie an Magen, Leber, Gallenblase, Milz, Zwerchfell, Nieren, unterer Rücken und Haut. Es ist wichtig für Nahrungsaufnahme, Verdauung und Ausscheidung.

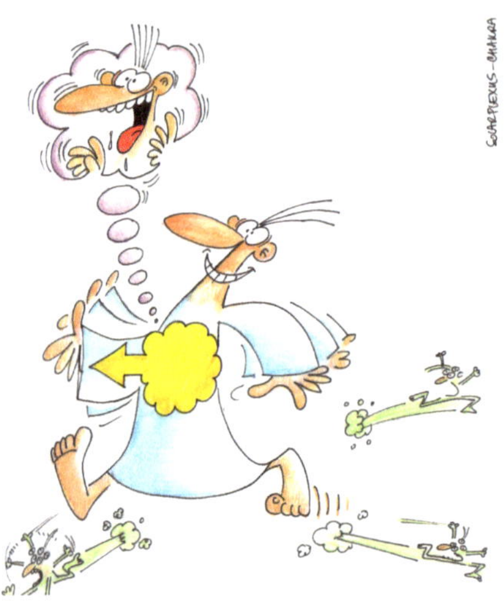

Psychologische Qualitäten: Hier finden wir die Energien, die uns Antrieb, Kraft und Leidenschaft verleihen, mit der Stärke, einen Impuls bis zum Ende durchzuhalten. Menschen mit einem ausgewogenen Solarplexus-Chakra sind verwegen, tapfer und mutig und oft »Führerpersönlichkeiten«. Sie haben Selbstkontrolle und können sich ruhig auf jede Situation einstellen.

Das Solarplexus-Chakra ist allerdings auch das Sammelbecken für die sogenannten »niederen Emotionen«: die Energien von Stress und Hektik, Hass, Neid, Mitleid, Wut, Ärger, Zorn, Missgunst usw., die dieses Chakra übermäßig belasten können. Übe, deine »niederen Emotionen« im Zaum zu halten und sie zu transformieren. Emotionen sind eine starke kreative Energie.

Das Herzchakra liegt in der Mitte des Brustkorbes → grünes Prana. Wir betrachten das Herzchakra als den Ursprung des Energiesystems und daher als einzigartig. Es ist der Ort, wo die Selbstliebe, die Liebe, unsere Bewusstheit und die Ruhe wohnen. Achtsamkeit und Mitgefühl entspringen hier. Die Partner des Herzchakras auf körperlicher Ebene sind die Thymusdrüse und der Kardial-Plexus. Es liefert Lebensenergie an Herz, Lungen, Brust, Immun-, Atmungs- und Kreislaufsystem, in den oberen Rücken und ins Blut.

Psychologische Qualitäten: Wer aus seinem Herzen heraus agiert, ist sensitiv, liebend, vergebend und mitfühlend. Er/sie verfügt über hohe Toleranz, liebende Akzeptanz und tiefes Verständnis für sich selbst, für andere Menschen und für die Natur. Dieser Mensch würde nie tolerieren, dass er selbst oder andere missbraucht oder schlecht behandelt werden.

Das Herzchakra ist der Sitz der sogenannten »höheren Emotionen«; dazu zählen alle Ausdrucksformen der Liebe sowie Mitgefühl, Herzlichkeit, Großzügigkeit, Achtsamkeit, Zärtlichkeit, Behutsamkeit, Geduld, Lachen, Vergebung usw.

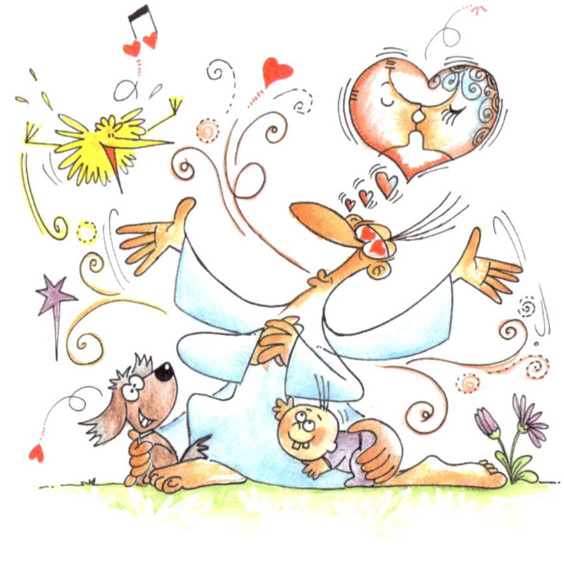

Das Halschakra befindet sich – der Name sagt es schon – im Hals → blaues Prana. Das Halschakra erlaubt uns, Worte zu formulieren. Jedes Wort ist reine Energie mit viel schöpferischem Potenzial. Das Wort hört auf – die Energie des Wortes wirkt weiter. Die Partner des Halschakras auf körperlicher Ebene sind die Schilddrüse und die Nebenschilddrüsen, der Pharyngal-Plexus und der Cervical-Plexus.

Es liefert Lebensenergie an Ohren, Hals, Stimmbänder, Rachen, Speiseröhre, Luftröhre, Schultern und Nacken. Es unterstützt die Bewegung der Arme und hat sehr viel mit unserem Körpergewicht und Wachstum, mit Cholesterin, Stoffwechsel, Menstruationszyklus und Sexualfunktionen zu tun.

TECHNISCHE STUDIEN
RATIONAL
OBJEKTIV

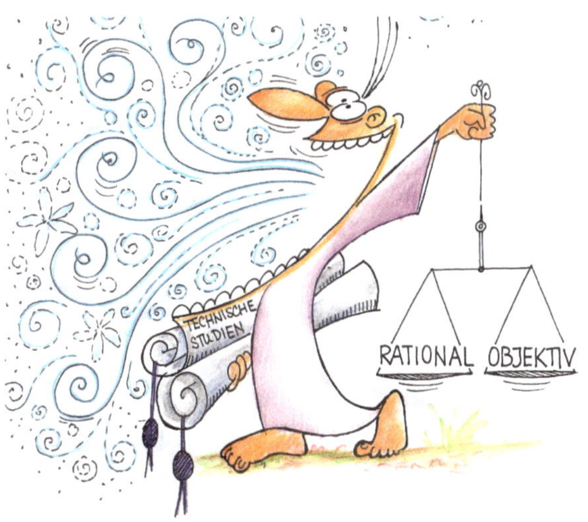

Psychologische Qualitäten: Die Energien des Halschakras ermöglichen es einem Menschen, seine Ideen klar, sanft, liebevoll und mit Leichtigkeit auszudrücken. Das Halschakra ist für rationales Denken zuständig. Ist die Energie ausgewogen, kann man Gedanken logisch ausdrücken und findet sich gut mit Details und technischen Anforderungen zurecht. Solche Menschen haben den Mut, ihre Gefühle, Überzeugungen und Meinungen mitzuteilen und die Wahrheit zu sagen. Das Halschakra ist ein großes kreatives Zentrum – hier kreieren wir über unsere Worte.

Das Ajnachakra liegt zwischen den Augenbrauen → indigofarbenes Prana. Manchmal wird das Ajnachakra auch »Drittes Auge« genannt. Die Fähigkeiten des inneren Sehens (Hellsehen usw.) werden durch die ausgewogenen Energien dieses Chakras ermöglicht. Die Partner des Ajnachakras auf körperlicher Ebene sind die Hypophyse (Hirnanhangdrüse) und der Hypothalamus sowie der Carotid-Plexus. Es liefert Lebensenergie an Gesicht, Augen, Nase, Nebenhöhlen, Nervensystem, das gesamte endokrine System. Es beeinflusst das Wachstum und die sexuelle Entwicklung sowie die Fortpflanzungsorgane.

-FÜHRER
STARKER SINN FÜR AUSGEPRÄGTE INDIVIDUALITÄT
SIEHT DETAILS DES GROSSEN BILDES
SINN FÜR RICHTUNG UND ZWECK; PLANT GUT
PSYCHISCHE FÄHIGKEIT DES INNEREN SEHEN
INTEGRIERT FANTASIE IN DIE REALITÄT
MENTALE WILLENSKRAFT

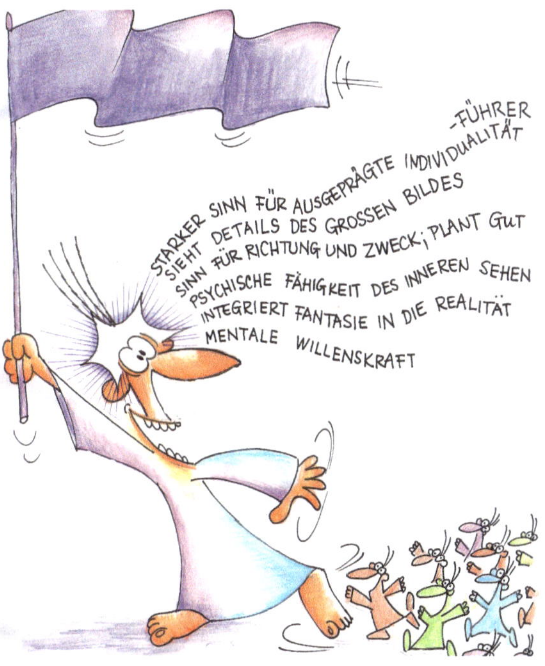

Psychologische Qualitäten: In diesem Chakra finden wir die Energien für abstraktes Denken und abstrakte Logik (Erfinder, Visionäre). Diese Energien befähigen einen Menschen, seine Ideen in Gestalt und Tat umzusetzen und die manchmal unsichtbaren Hintergrundenergien einzelner Ereignisse zu erkennen. Starkes Wahrnehmungsvermögen, große Vorstellungskraft, Individualität, Selbstbewusstsein und mentale Willenskraft zeichnen Menschen mit einem ausgewogenen Ajnachakra aus.

Das Kronen- bzw. Scheitelchakra liegt in der Schädeldecke, an der höchsten Stelle des Kopfes → violettes Prana. Bedingungslose Liebe und Glückseligkeit sind Worte, die gut zum Kronenchakra passen. Die Partner des Kronenchakras auf körperlicher Ebene sind die Epiphyse (Zirbeldrüse) und das Gehirn als größtes Nervenzentrum. Es liefert Lebensenergie an das gesamte Nervensystem, ins Gehirn und Rückenmark; es spielt auch eine wichtige Rolle, was unseren Intellekt und unser Wachstum betrifft.

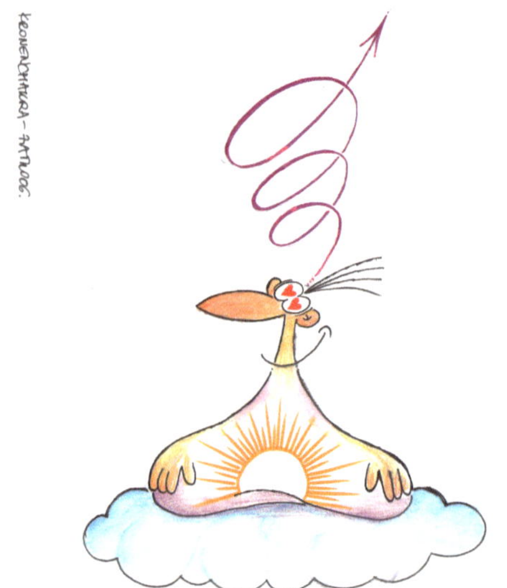

Psychologische Qualitäten: Menschen mit einer ausgewogenen Energie im Kronenchakra sind sehr intuitiv, sie fühlen sich eingebunden in »Alles, was ist«, das höchste Bewusstsein oder das »All-Gute Leben«. Daher erkennen sie auch die vielfältigen Verstöße gegen das Leben – von der Lüge bis hin zum Krieg. Spiritualität und Erleuchtung sind oft vorherrschende Themen, wobei sie wissen, dass wahre Spiritualität immer im Herzen beginnt.

Ist das Herzchakra aktiv, kann sich die Krone gut entfalten. Ohne aktives Herzchakra sammeln sich in der Krone die Energien der Eitelkeit an; dann haben wir es mit einem »EGOteriker« zu tun.

Ergänzendes zu den Chakras

Zu dem häufig verwendeten System der sieben Chakras aus der indisch-ayurvedischen Tradition gibt es noch eine interessante Betrachtungsweise. Die sieben primären Chakras befinden sich im Sushumna-Nadi, der Pranaröhre. (siehe Kapitel »Die Pranaröhre«). Im Ursprung und Mittelpunkt dieses Energiekanals befindet sich das Herzchakra. Die Primärenergie des Herzchakras fließt gleichzeitig nach oben und nach unten: Nach oben erstrahlen das Hals-, Ajna- und Kronenchakra, nach unten hin das Solarplexus-, Nabel- und Wurzelchakra. Zwei Chakras aus diesem Chakrasystem möchte ich hier hervorheben, weil sie viel mit der Energie unserer Emotionen zu tun haben:

Das Solarplexus-Chakra: Energien niederer Emotionen (Gier, Neid, Hass, Eifersucht, Egoismus usw.), die in anderen Chakras entstehen, werden an den Solarplexus weitergeleitet, der als deren »Sammelbecken« fungiert. Auch die Energien, die durch Stress und Hektik erzeugt werden, lagern hier.

Da das Solarplexus-Chakra den oberen Bauchbereich mit all seinen wichtigen Organen kontrolliert und mit Energie versorgt, ist es naheliegend, dass negative emotionale Energien und eine große Menge an Stress-Energie sowohl die Gesundheit als auch das perfekte Funktionieren der Organe im Oberbauch beeinträchtigen.

Werden negative Emotionen über einen längeren Zeitraum hinweg gelebt, so wird das Solarplexus-Chakra instabil und pulsiert unregelmäßig. Durch seine Nähe zum Herzchakra wird auch das Zwerchfell irritiert. Das führt zu Kurzatmigkeit, und mit der Zeit könnte dies eine Irritation des Herzchakras und des physischen Herzens nach sich ziehen. Dauerstress öffnet sowieso Tür und Tor für alle möglichen physischen und psychischen Beschwerden. Will man ein gesundes und zufriedenes Leben führen, muss man sich dieser krankmachenden Energien bewusst werden und sie transformieren lernen. Dabei helfen die beschriebenen Atemtechniken und natürlich PranaVita.

Das Herzchakra ist der Sitz der sogenannten höheren Emotionen. Dort entspringen die Energien der bedingungslosen Liebe, des Mitgefühls, der Herzlichkeit, Großzügigkeit, Achtsamkeit, Zärtlichkeit, Behutsamkeit, das Lachen usw. Es ist der reine Quell in uns. Es ist also ein relativ kurzer Weg, den wir Menschen in unserer Entwicklung gehen sollten: vom Solarplexus-Chakra zum Herzchakra, von der emotionalen Reaktion zur liebevollen Aktion.

So viele »Sonnen« in unserem Körper

Im Lauf der Jahrtausende haben spirituell Praktizierende und Heiler entdeckt, dass neben den sieben primären Hauptchakras weitere belebte Chakras eine wichtige Rolle in der menschlichen Evolution spielen.

Die nächste Chakra-Gruppe nennen wir bei PranaVita die »sieben sekundären Hauptchakras«: Perineum-Chakra, Sex-Chakra, Mingmen-Chakra, Milzchakra, Medula-Oblongata-Chakra, Hinterkopfchakra und Stirnchakra. Diese unterstützen die primären Hauptchakras bei ihren wichtigen Aufgaben. Außerdem gibt es noch sehr viele Neben- und Minichakras: in den Händen, Fingern, Ellbogen und Achselhöhlen, an den Hüften, Kniekehlen, Fußsohlen und Zehen, ebenso an den Schläfen, Kiefergelenken, in den Augen, Ohren und in der Nase. Nebenchakras befinden sich auch in sämtlichen Organen des Körpers.

Im Yoga wird gelehrt, dass es in unserem Ätherkörper über 40.000 Chakras bzw. Energiewirbel gibt. Jedes dieser Chakras leuchtet und strahlt wie eine kleine Sonne. Hier muss man wirklich einmal innehalten und sich vorstellen, was für wunderbare, einzigartige Lichtwesen wir sind: mehr als 40.000 Sonnen in unserem Körper, leuchtend und strahlend! Von der faszinierenden Perfektion und Zusammenarbeit unserer physischen Körpersysteme, der Anatomie unseres Körpers, ganz abgesehen. Da bleiben nur Staunen, Freude und Demut, welche Wunder das All-Gute-Leben für den Verstand hervorbringt.

Andere Chakrasysteme

Während das 7-Chakra-System üblicherweise bei energetischen Behandlungen verwendet wird, dient das **6-Chakra-System** vermehrt unserer spirituellen Arbeit, der Entwicklung unserer Bewusstheit und der Transformation der sogenannten Störenergien.

Chakras: Kopfchakra (Krone + Ajna), Halschakra, Herzchakra, Solarplexus-Chakra, Nabelchakra, Wurzelchakra + Fußsohlenchakras. In jedem unserer Hauptchakras sammeln sich positive und störende Energien, die es zu kultivieren oder zu eliminieren gilt. Wir nennen diese störenden Energien in den 6 Chakras auch »Geistesgifte«. Sie behindern unsere spirituelle Entwicklung und machen uns das Leben schwer. Durch die Beschäftigung mit dem 6-Chakra-System und bestimmten damit verbundenen Mantras kann man diese störende Energien, wie Stolz, Macht, Eifersucht, Gier, Ablehnung, Rache usw. transformieren, was die positiven Energien, wie Wohlwollen für anderen, Bescheidenheit, Weisheit, Freigiebigkeit, Lebensbejahung usw. verstärkt zum Ausdruck bringt.

Das 3-Chakra-System

Wie bereits beschrieben, ist PranaVita eine »Body-Prana-Mind-Methode« (Körper – Energie – Geist), weil ein Mensch auf diesen drei Ebenen existiert. In der buddhistischen Betrachtungsweise werden die drei Ebenen auch als »OM-AH-HUM« bezeichnet.

OM – Die Körperebene betrifft die Kopfchakras: Dort befinden sich auch alle unsere Sinnesorgane.

AH – Die Energieebene betrifft das Halschakra: Ausdruck, Sprache, Energie, Kreation und Kreativität.

HUM – Die Ebene des Geistes wird dem Herzchakra zugeordnet, dem Ursprungschakra in der Entwicklung eines Menschen: Das Herz strahlt daher das größte elektromagnetische Feld aus.

Weitere Chakrasysteme

Das Inka-Chakrasystem berichtet von neun Chakras, wobei die ersten sieben Chakras den Hauptchakras des Hindu-Systems entsprechen; die beiden weiteren Chakras liegen oberhalb des Kopfes bzw. Kronenchakras. Der Schamane und Lehrer Alberto Villoldo hat dieses Chakramodell im Westen bekannt gemacht.

Weitere (jedoch kaum verbreitete) Systeme sind von den Zulu, den Hopi und den Cherokee-Indianern bekannt; sie zeigen erneut große Übereinstimmungen mit dem indischen System. In der New-Age-Literatur werden vermehrt neue Chakras erwähnt, die aufgrund des kollektiven Aufstiegsprozesses erst jetzt aktiviert würden. Diese zusätzlichen Chakras befinden sich meist über dem Kopf. Über die genaue Lage und ihre Attribute herrscht jedoch Uneinigkeit. Da es aber das Ziel aller Weisheitslehren ist, die ursprüngliche Energie, die wir im Herzchakra tragen, zu erfahren, erscheint es wenig sinnvoll, sich mit Chakras außerhalb des Körpers zu beschäftigen.

Eine unserer schönen meditativen Übungen: PranaVita-Chakra-Journey

Sitze mit geradem Rücken oder lege dich hin. Verbinde dich aus deinem Herzen mit dem Zentrum der Mutter Erde unter dir und dem weiten Himmel über dir. Halte dein Gewahrsein in deinem Herzzentrum.

Nun bewege dein Gewahrsein zum **Wurzelchakra** am Ende der Wirbelsäule: Es ist die feuerrote, stabile Wurzel, die dich mit der Erde verbindet, als Schwerkraft. Es ist der rote Berg oder der starke zärtliche Elefant, geformt aus Granat. Es ist das rote Nest der roten Kundalini-Schlange. Die rote Basis spiegelt sich in der tausendblättrigen Krone, und die weiße Krone spiegelt sich in der roten Basis.

Nun bewege dein Gewahrsein zu deinem lotusweißen **Kronenchakra**: Der weiße tausendfache Diamant. Als ob tausend funkelnde Sterne sich im spiegelgleichen Lotus still spiegeln, voller Freude darüber, dass ihr Strahlen zu ihnen zurückkehrt – im Blau der Nacht. In der Mitte des weißen Lotus blickt die rote Schlange entspannt in das Blau, glücklich darüber, sich als Teil dieses Raums zu erkennen – in vollkommener Stille.

Da ist eine Kugel um dich herum, mit ihrem Südpol in der Wurzel und dem Nordpol in der Krone, die rote Schlange als eine mögliche Achse, das Herzzentrum als das eine und einzig mögliche Zentrum.

Nun bewege dein Gewahrsein zum **Dritten Auge** auf deiner Stirn: Ajna – das indigoblaue Dritte Auge. Indigo – wie der blaue Himmel an einem sonnigen Tag, keine Wolken, keine Gedanken, nur die strahlende Sonne im blauen Himmel.

Auge eins und zwei sind die dualistischen Kinder, sie sehen die Strahlkraft als das Licht auf den Blumen; Ohr eins und zwei hören das Flüstern des Windes – in vollkommener Stille.

Nun bewege dein Gewahrsein zum **Nabelchakra**: Der süße orange Eichenbaum. Es ist der orange Vollmond, der aufgeht, der die Abenddämmerung sieht und Licht in die Nacht der Liebenden bringt; es ist der seltene orange Ring, sichtbar während der Mondfinsternis. Der Nabel, von dem unsere Erdenkörper aus unserer Mutter kommen, um gemeinsam als eine Menschheit die Wunder dieser Welt zu genießen, sichtbar für die Augen.

Den Körper zu sehen, verbindet das Dritte Auge mit dem Nabel. Wir sehen uns, geboren als liebe Menschenkinder der Mutter Erde. Das Dritte Auge erwacht durch das Betrachten der Schönheit der Natur und durch das Hören der Klänge der Natur und der Stille.

Das Gefühl von Glück ist im **Solarplexus-Chakra**: Die Sonne tanzt auf dem gelben warmen Bernstein; ihr Licht strahlt überallhin – unbehindert durch dunkle Emotionen –, als schöpferische Freude, leicht, wie Bienen, die gemeinsam den goldenen Honig heimsummen.

Nun bewege dein Gewahrsein zum blauen **Halschakra**: Die Stimme, die deine Gefühle als Lieder der Freude spiegelt. Der blaue Kreis des Halses ist mit deinem Mund verbunden, aus dem deine Worte herauskommen und eingehen in die Welt von Beschreibungen und Gedankensystemen.

Hier spricht der hellblaue Elefant Silber in seinem goldenen Schweigen, der goldenen Ausstrahlung des Solarplexus im Raum. Stille Ergriffenheit voller Freude, keine Worte möglich.

Nun bewegst du dein Gewahrsein in dein grünes **Herzchakra**: Bedingungslose mitfühlende Liebe. Der naturgrüne Smaragd im Zentrum – als unsere Natur. Weiter Raum, voller Liebe – als die tiefste Basis des Lebens in jedem einzelnen Menschen, unbeschreiblich, unaussprechlicher Friede, der Urgrund, die liebende Mutter allen Seins selbst.

So ist die Chakra-Reise zu Ende. Wann immer eine der angesprochenen Qualitäten in deinem Geist auftaucht – zentriere dich in deinem Herzen und genieße!

(F. J. Suppanz)

Diese meditative Übung kannst du dir gerne auf unserer Website (www.prana.at) gratis herunterladen

Der Sinn von Körperübungen

Leben ist Bewegung! Der physische Körper erlaubt uns, körperliche Erfahrungen in dieser Welt zu machen. Er ist der Träger der physischen Sinne und ein Teil unserer dreifachen Erscheinung: Körper – Energie – Geist.

Der Körper sollte mit Bewusstsein behandelt werden, mit Respekt, Achtsamkeit und Liebe, ist er doch der perfekte und effiziente »Raumanzug« unseres Erlebens auf dieser Erde. Durch ihn können wir sinnliche Genüsse erfahren, lachen, lieben, Tätigkeiten verrichten und unseren wunderschönen Garten, Mutter Erde, genießen.

Körperliche Inaktivität und das viele Sitzen im täglichen Leben sind allerdings ein Problem in unserer modernen Welt. Darum ist körperliche Bewegung ein grundlegendes Erfordernis auf unserer Reise zu guter und ausgewogener Gesundheit. Jedes Mal, wenn wir körperliche Übungen praktizieren, scheiden wir stagnierende Energien, Abfallstoffe und Giftstoffe aus dem Körper aus und der Körper kann vermehrt zusätzliches, frisches Prana aufnehmen. Dadurch erhöhen wir unsere Energie und Flexibilität, stärken unser Immunsystem, aktivieren unseren Stoffwechsel und sind körperlich fit.

So oft wie möglich sollten wir Körperübungen zu einem Teil unserer täglichen Routine machen. Einfache gymnastische Übungen, Yoga, die »7 Tibeter« oder ein Tänzchen zur Lieblingsmusik reichen vollkommen. Wir können auch Vorteil aus den Möglichkeiten ziehen, die uns die tägliche Arbeit bietet: aus Aktivitäten wie Gehen, Gärtnern, Putzen, Spazierengehen mit dem Hund, Schwimmen usw.

Unser Körper – ein Geschenk

Unser physischer Körper ist ein Geschenk des Lebens selbst und das Gefäß für unseren Spirit. Jeder menschliche Körper ist einzigartig, individuell und wunderschön. Wie ist es also möglich, dass so viele Menschen ihren Körper, dieses unglaubliche Wunderwerk der lebendigen Natur, so wenig achten, schätzen und ehren? Warum haben so viele Menschen ständig etwas an ihrem Körper auszusetzen, zu kritisieren oder zu bemängeln? Die Beine sind nicht lang genug, die Nase ist nicht schön, der Bauch ist zu präsent, die Brust zu klein oder zu groß, die Haut zu rau, die Haare zu dünn oder zu spärlich – Gefühle der Unzufriedenheit und der Unzulänglichkeit gehen damit einher. All diese Gedanken und Gefühle sind destruktive Energien – Kräfte, die sich gegen den Körper richten und mit denen die eigenen Zellen sowie das Wasser im Körper dementsprechend programmiert werden.

Jeder menschliche Körper besteht zu mehr als 70 Prozent aus Wasser. Wie uns der japanische Wasserforscher Dr. Masaru Emoto mit seinen Wasserkristallen ganz klar vor Augen geführt hat, speichert Wasser alles: Gedanken, Gefühle, Klänge, Worte, Bilder usw. Welche Information geben wir dem Wasser in unserem Körper? Ist es nicht endlich an der Zeit, bewusster zu sein, welche Energien wir durch unser Denken, Fühlen und Handeln erzeugen? Wäre es nicht viel schöner, mehr Dankbarkeit zu empfinden für das Geschenk unseres Körpers – Tag für Tag?

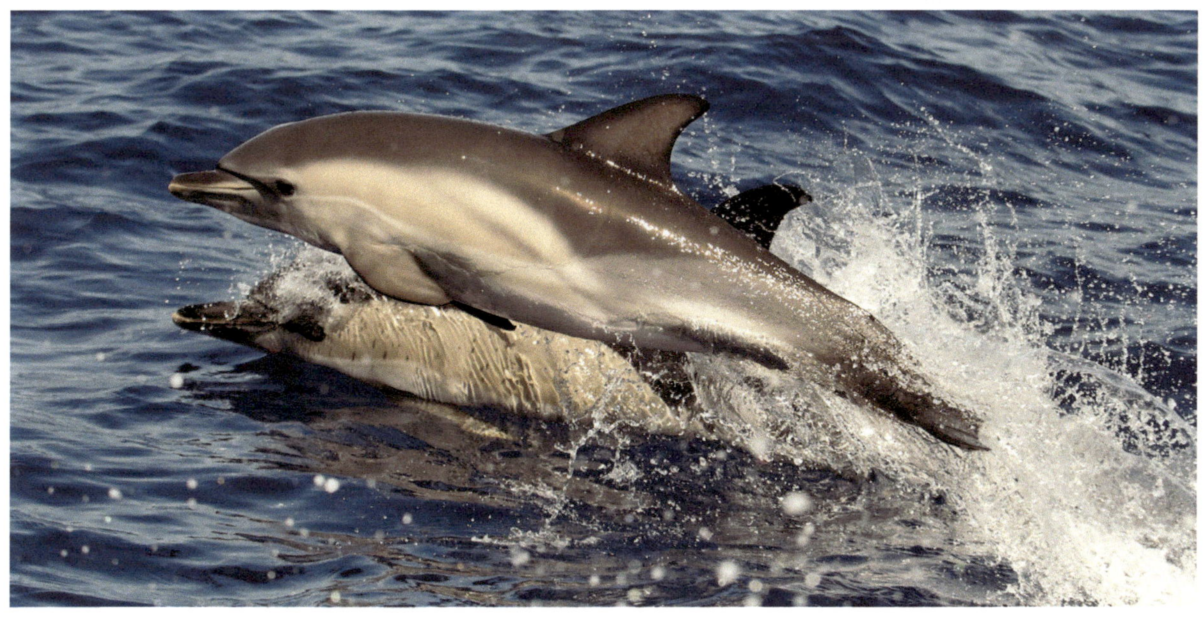

Die Wasserkristalle des Dr. Masaru Emoto

Im Jahr 2003 durfte ich zu meiner großen Freude den ersten Vortrag von Masaru Emoto in Österreich organisieren, dem jahrelang weitere Veranstaltungen mit ihm folgten. Als Willkommensgeschenk für Dr. Emoto und seine Frau lud ich die beiden in die Wiener Staatsoper ein, zu einem Konzert, das von Seiji Ozawa dirigiert wurde. Wir genossen den Abend sehr. Am Ende sagte Dr. Emoto zu mir: »Heute waren die zwei wichtigsten lebenden Japaner in der Wiener Staatsoper: Mister Ozawa und ich.« Ich musste laut lachen. Nicht unbescheiden, aber wo er recht hat, hat er recht. Denn sein Lebenswerk – die Erforschung des Wassers – hat zu einem großem Bewusstseinssprung in der Menschheit geführt. Und darum war er für mich einer der »großen« Männer.

Masaru Emoto und ich wurden Freunde, und die in der Folge stattfindenden Treffen mit ihm und seiner Frau Kazuko waren die reine Freude für mich, ebenso für Masaru, weil er unter anderem das österreichische Bier sehr genoss.

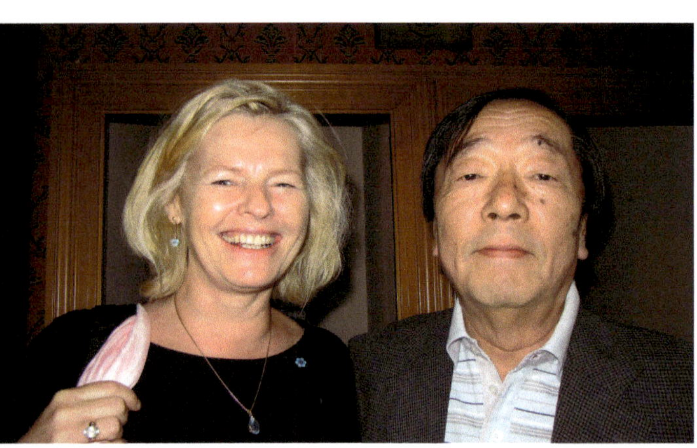

Dr. Emoto wurde 1943 in Yokohama geboren und verstarb im Oktober 2014. Er graduierte an der Universität von Yokohama im Fachbereich Sozialwissenschaften. 1992 verlieh ihm die »Open International University« auch den Doktortitel in Alternativer Medizin. Er hat mit seiner Forschung bewirkt, das viele Menschen das Element Wasser mit anderen Augen wahrnehmen. Über die Verwandlung des Wassers in die verschiedenen Aggregatzustände war er in der Lage, dem Wasser Geheimnisse abzuringen, die vor ihm noch keiner in Erfahrung gebracht hatte. Damit veränderte er die Sicht der Welt. Er konnte beweisen, was empfindsame Menschen spüren und Homöopathen seit Langem nutzen: Das Element Wasser nimmt Informationen verschiedenster Art auf; nicht nur Umwelteinflüsse, sondern auch Gedanken und Gefühle, Musik, Worte und Bilder übertragen sich auf das Wasser und verändern dessen molekulare Struktur.

Geradezu sensationell sind Emotos Wasserkristall-Fotos, die du sicherlich kennst: Er bewies, wie herkömmliches Wasser seinen Charakter vollkommen verändert, nachdem es mit den unterschiedlichsten Wörtern wie »Frieden«, »Dankbarkeit«, »Heilung« oder »Du bist dumm« und Ähnlichem informiert wurde. Die Resultate verblüfften: Heilende, positive Energie brachte wunderbare, harmonisch erscheinende Kristalle zum Vorschein. Schmutziges oder negativ informiertes Wasser bestand aus hässlichen, disharmonischen Gebilden. Die schönsten Kristalle, die höchste Schwingung

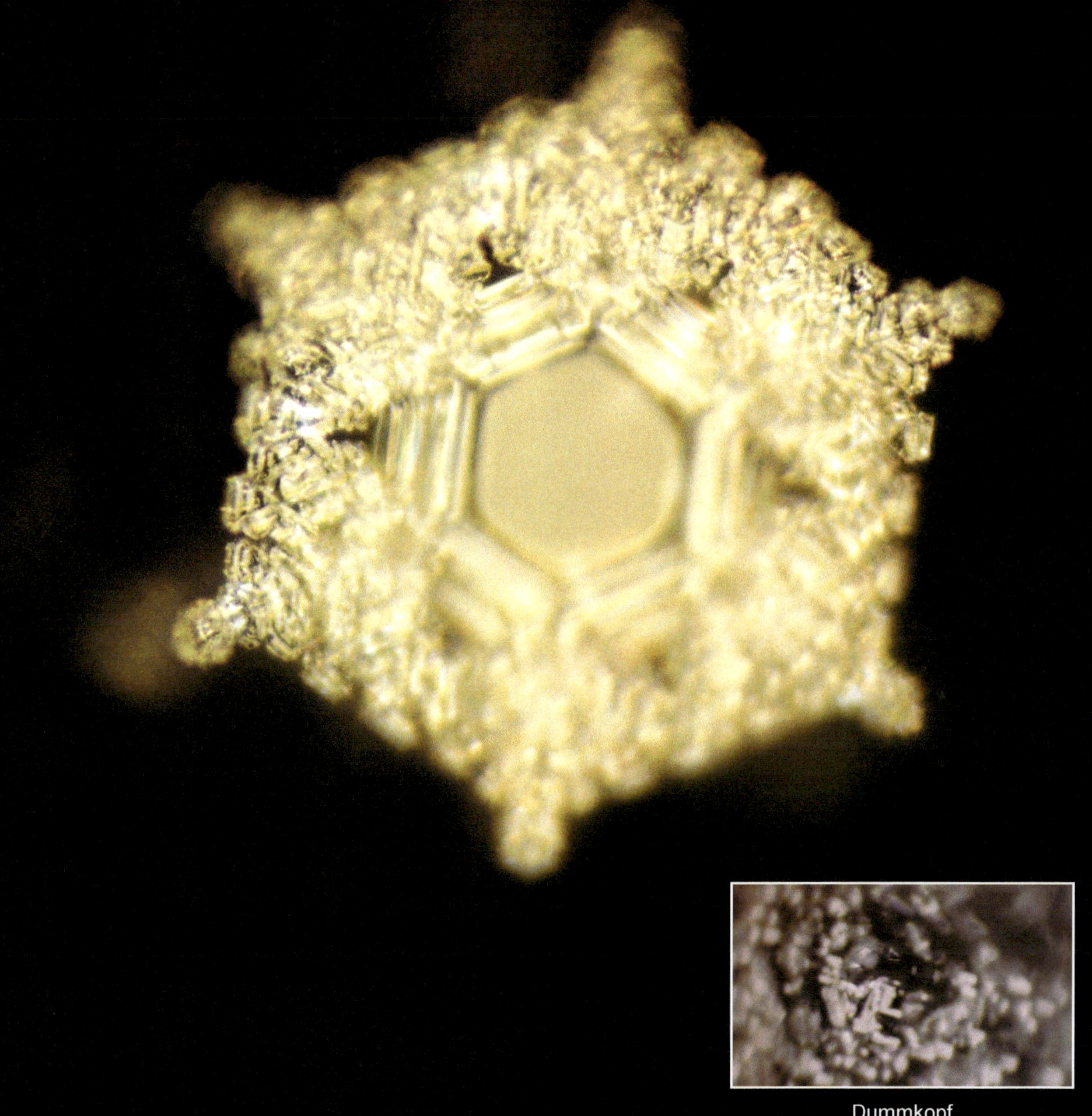

Dummkopf

entwickelt Wasser bei den Worten »Liebe« und »Dankbarkeit«. »Gesundes« Wasser bildet sechseckige Kristallstrukturen – im Gegensatz zu »krankem« Wasser.

Gesund ist reines Quellwasser und Wasser, das mit Liebe behandelt wurde. »Krank« ist fast jedes Leitungswasser, Wasser aus umgekippten Seen, Wasser, das Gifte enthält oder in die Mikrowelle gestellt wurde.

Worte, Gedanken, Gefühle, Musik, Bilder …, all das beeinflusst und informiert das Wasser. 70 Prozent unseres Körpers bestehen aus Wasser. Man kann sich also vorstellen, wie die Töne, die wir hören, und die Worte, die wir

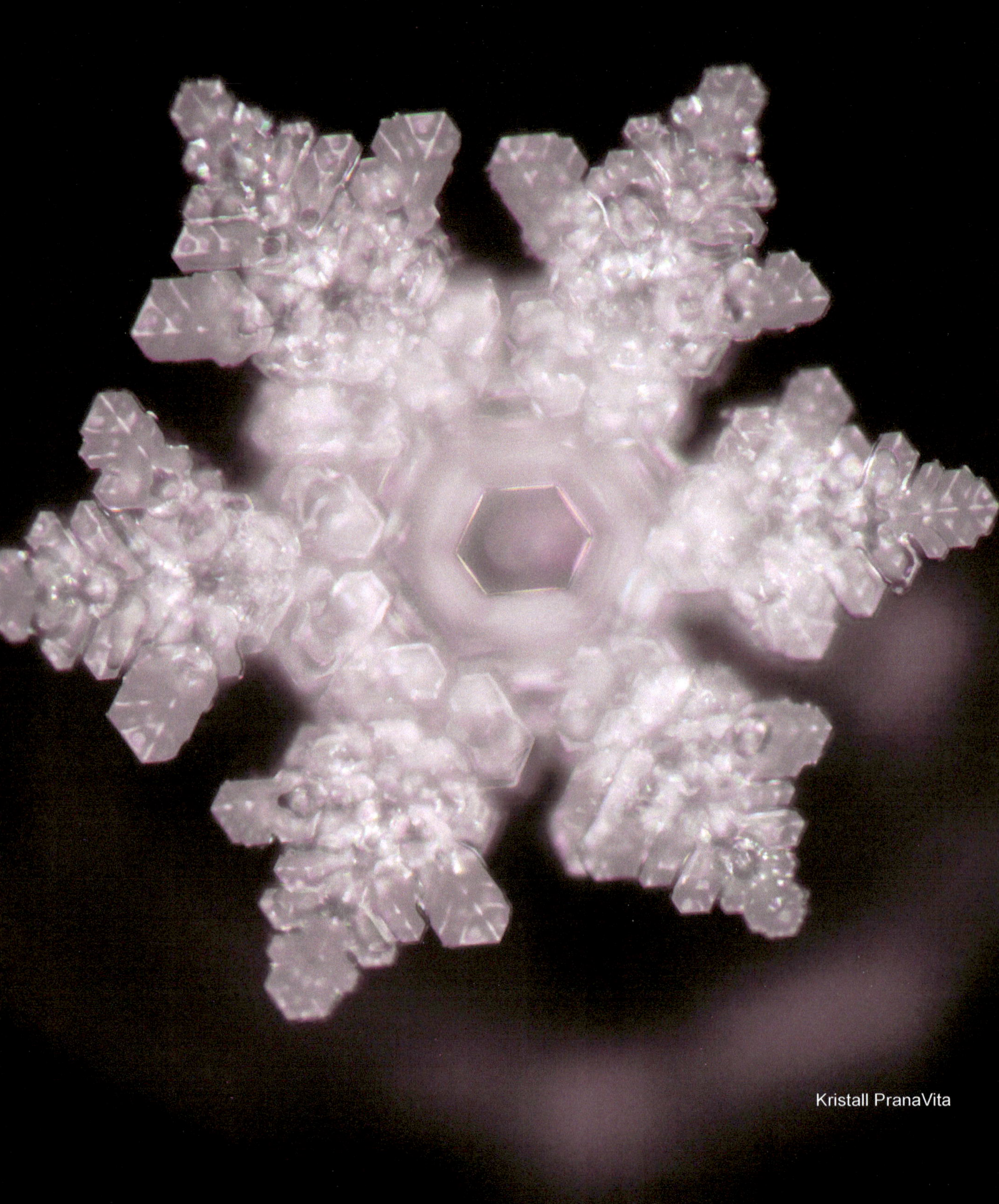

Kristall PranaVita

sprechen, unsere Gesundheit beeinflussen. Wie wünsche ich mir das Wasser in meinem Körper – soll es hässliche oder wunderschöne Kristalle bilden? Welche Worte spreche ich, welche Gedanken denke ich, welche Bilder betrachte ich?

Wie möchte ich, dass das Wasser im Körper meines Kindes aussieht? Wie spreche ich zu meinen Kindern? Verwende ich aufbauende Worte wie: »Das machst du gut«, »Ich hab dich lieb«, »Du bist wunderbar«? Oder sage ich: »Du Dummkopf«, »Du Narr«, und: »Du bist ein böses Kind«?

Auch 70 Prozent der Erde besteht aus Wasser. Wie möchte ich, dass das Wasser auf unserer Erde aussieht? Jeder von uns trägt seinen Teil dazu bei.

Wie verwenden wir also die Kraft unserer Worte?

Die Tatsache, dass Wasser sämtliche Informationen aufnimmt, sollte uns anspornen, unsere tägliche »indirekte Kommunikation« zu überprüfen. Wir sollten dessen gewahr sein, dass wir mit unseren Gedanken und Worten sehr viel Heil und Segen in die Welt setzen können.

Gemäß der Forschung von Dr. Emoto gilt: Die Lektion, die wir aus diesen Experimenten lernen können, hängt mit der Kraft der Worte zusammen. Die Schwingung von guten Worten hat einen positiven Effekt auf unsere Welt, und die Schwingung von negativen Worten hat die Kraft, zu zerstören.

Emotos zentrales Anliegen, für das er sich mit aller Leidenschaft einsetzte, war die Heilung des Wassers, der Menschen und der Erde. Deshalb gab er neben vielen anderen Büchern sein »Emoto Kinderbuch« heraus, das mit schönen PranaVita-Übungen versehen von der Prana-Schule in deutscher Sprache publiziert wurde.

Für alles, was er an uns weitergegeben hat, bin ich Dr. Masaru Emoto unendlich dankbar!

Dr. Masaru Emoto lehrte uns auch, wie wir ganz leicht unser Trinkwasser positiv informieren können: Halte ein Glas (oder gleich ein größeres Gefäß) mit dem Trinkwasser in deiner Hand und sprich folgende Worte:

WASSER,

ICH EHRE DICH.

WASSER,

ICH LIEBE DICH.

WASSER,

ICH DANKE DIR.

PranaVita – ein Herzensweg

Liebe ist der beste Freund des Herzens, und PranaVita ist ein Herzensweg zu Gesundheit und Lebensfreude. Unser energetisches, spirituelles Herz (unser Herzchakra) ist der Zugang zu unseren inneren Fähigkeiten. Wer Zugang zu den Gefühlen aus seinem Herzen hat, z.B. zu Wertschätzung, Mitgefühl und Achtsamkeit, wird damit auch die intuitive Intelligenz seines Herzens vermehrt ausstrahlen. Man gelangt dadurch in einen Zustand von Harmonie und ist »im Fluss«; Herz und Verstand arbeiten zusammen und man kann eine echte Verbindung mit anderen fühlen.

Dieser Zustand, den man »Herzkohärenz« nennt (und den auch das HeartMath-Institut in Boulder Creek, Kalifornien, erforscht hat), fördert die Gesundheit, erhöht den Energie-Level, vermindert Stress, fördert Kreativität, Wahrnehmung und Intuition. Methoden, die diese Herzkohärenz herbeiführen, werden bei PranaVita gelehrt und trainiert. Sie werden angewandt bei der Ausübung der PranaVita-Techniken, in der Kommunikation mit anderen und im Idealfall natürlich auch im Alltag.

Wer im Zustand der Herzkohärenz lebt, vertraut seiner inneren Führung und das Herz strahlt ein kräftiges Energiefeld ab, von dem andere Menschen, Tiere und die Umwelt profitieren können. Außerdem fungiert unser Herzzentrum als Generator der Prana-Energie, da es auf der elektrischen Ebene 100-mal und auf der magnetischen Ebene 5.000-mal stärker als unser Gehirn arbeitet. Die Prana-Energie nennen wir auch die »Liebes-, Lebens- und Herzensenergie«. Sie zirkuliert im Körper, hält ihn gesund und stärkt die Lebensfreude.

PranaVita ist auch deshalb ein Herzensweg, weil alle gelehrten Techniken durch eine spezielle Atmung über das Herzzentrum führen. Das ist ein schönes Gefühl, weil Achtsamkeit, Respekt, Mitgefühl und Wertschätzung dadurch

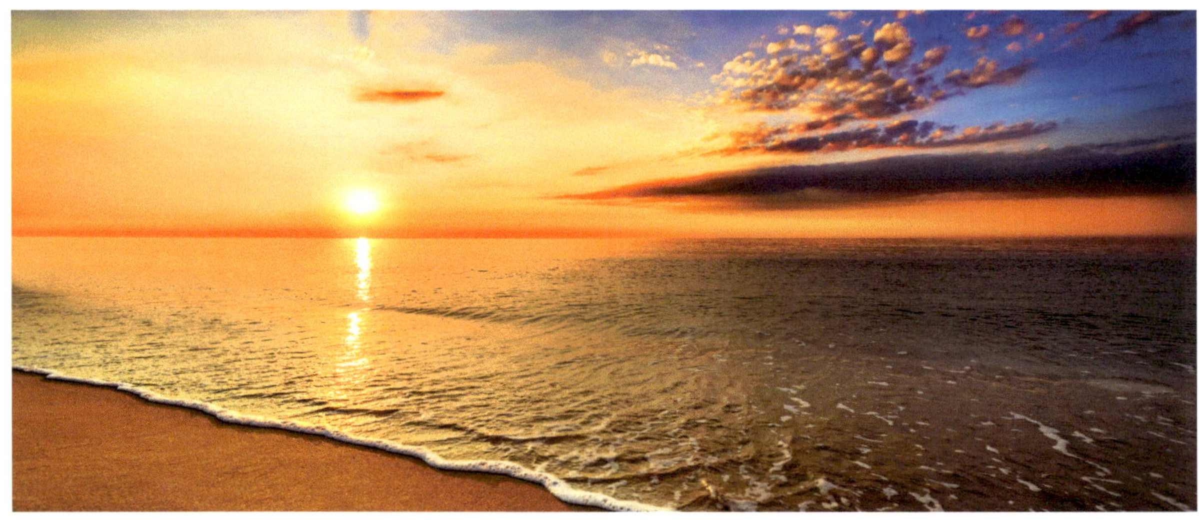

automatisch vom Behandler ausgestrahlt werden und in die Prana-Energie mit einfließen. Der Fokus bei PranaVita liegt immer auf dem Herzzentrum – so kann diese Energie ihr ganzes Potenzial entfalten.

Nicht zuletzt ist PranaVita auch deshalb ein Herzensweg, weil nach meiner Erfahrung nur liebenswerte Menschen zu unseren Seminaren kommen und weil die TrainerInnen der Prana-Schule herzlich, kompetent und mit Leichtigkeit und Freude PranaVita vermitteln. Jedes Seminar ist eigentlich wie ein Zusammentreffen mit »alten Freunden« – ein großes Geschenk für alle Beteiligten.

PranaVita wird von vielen Menschen praktiziert, privat, in der Familie oder beruflich (im medizinischen Bereich). Viele sind erstaunt zu erfahren, dass man nur zwei Tage braucht, um das Grundkonzept und die Methode zu lernen. Ein offenes Herz, Neugier und eine gute Absicht reichen. PranaVita ist mehr ein Erfahrungssystem und ohne besondere Intellektualität zugänglich.

Dass unsere Seminar-Absolventinnen und -Absolventen mit PranaVita glücklich und zufrieden sind, sieht man auch am Feedback in unserem Gästebuch, aus dem ich hier gerne ein paar Beispiele weitergebe:

»[... Die] Ausbildung war für mich der Einstieg in ein bewussteres Leben, bewussteres Denken, bewussteres Sein. [...] Ich durfte so vieles lernen, fundiert und von der Basis aus – zu einer Ausbildungsqualität dieser Art kann man nur gratulieren! Da wundert es mich nicht, dass [die] Schule bereits seit 25 Jahren erfolgreich ist. [...]«

»[...] PranaVita hat mein Leben in absolut jeder Weise gänzlich bereichert. Die Ausbildung zur PranaVita-Energetikerin war das Beste, das mir passieren konnte. [...]«

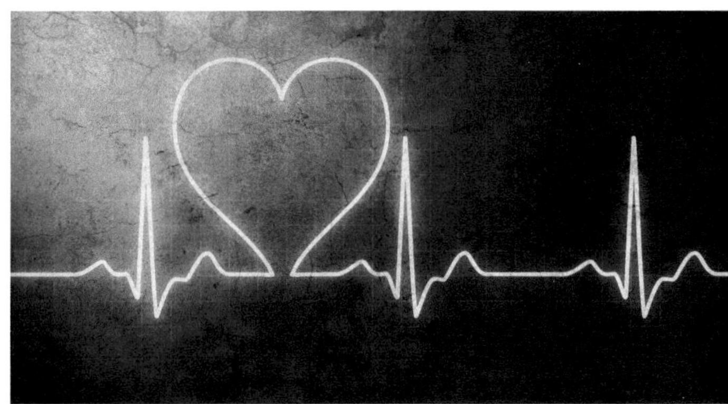

»[...] Ich habe die Ausbildung abgeschlossen und seither bin ich eine begeisterte PranaVita-Anwenderin. [...] Prana Vita bringt mich zum Staunen – wie simpel es große Sachen bewirkt. Einfach großartig!«

»Ich habe die Ausbildung vor 5 Jahren gemacht, hauptsächlich für meine Pferde. Meine Pferde sind schon so viel gesünder, weil ich sie ja zwischendurch immer wieder energetisch behandle. Lediglich zum Zähneabschleifen hole ich noch einen Tierarzt. Sie haben keine Koliken, eine Augenentzündung war in einem halben Tag weg, frische Sehnenschäden in 2–3 Tagen erledigt, die normalerweise viel Geld kosten und ein halbes Jahr dauern können. Ich danke meiner Freundin [...], die das Seminar vor mir absolviert hat und mir erfolgreich meine chronische Harnleiterentzündung behandelt hat, und [ich danke ...] für die schönen Seminartage, die ein Genuss waren. Es ist ein Geschenk Gottes, mit diesem Licht arbeiten zu dürfen.«

Liebe kennt keine Begrenzungen

Liebevolle Energie kann all unsere täglichen Erfahrungen vollkommen durchdringen, wenn wir uns darin üben, achtsam und mitfühlend zu sein. Liebe ist eine dynamische und machtvolle Energie, die uns auch durch die schwierigsten Zeiten trägt. Wenn wir unsere Aufmerksamkeit auf sie richten, steht sie uns in jedem Augenblick zur Verfügung und kann uns von unseren Ängsten und Begrenzungen befreien. Wir dürfen erkennen und fühlen, dass wir spirituelle, kosmische Wesen in einem menschlichen Körper sind.

Diese liebevolle Achtsamkeit und das verständnisvolle Mitgefühl beginnen aber bei uns selbst, denn ohne die positiven Aspekte der Selbstliebe werden wir nicht erkennen und entdecken, was Liebe bedeutet. Wenn wir uns aber selbst zu lieben beginnen, wird diese Liebe erstrahlen und wir können sie mit jedem und allem um uns herum teilen. Und was wir ausstrahlen und teilen, wird in einem noch größeren Ausmaß zu uns zurückkommen. (PranaVita »Pfad der Liebe«).

»Wir alle sind es, die zeigen müssen, dass ein Leben aus einem liebevollen und mitfühlenden Bewusstsein heraus der einzige logische nächste Schritt in der menschlichen Evolution ist.«

Gregg Braden

Sechs Arten der Liebe

Die alten griechischen Philosophen, auf deren Fundament die europäische Philosophie aufbaut, kannten sechs verschiedene Ausdrucksmöglichkeiten der allumfassenden Liebe des Lebens. Alle diese Ausdrucksformen der Liebe entspringen dem universellen Prinzip der gegenseitigen Unterstützung aller Lebewesen. Dieses wertvolle Wissen ist heute leider nicht mehr in den Schulbüchern zu finden.

1. Eros oder sexuelle Anziehung: Eros war der griechische Gott mit dem Pfeil; er stellte das Prinzip von sexuellem Begehren und sexueller Leidenschaft dar. Die Weisen damals waren gegenüber dem Eros eher reserviert, da er wegen seiner teilweise irrationalen, blinden Liebe auch als gefährlich angesehen wurde.

2. Philia oder tiefe Freundschaft: Die tiefe Freundschaft wurde in der griechischen Antike als Ausdrucksmöglichkeit der allumfassenden Liebe mehr geschätzt als die sexuelle Anziehung. Beispielhaft wird hier jene Kameradschaft zwischen Waffenbrüdern angeführt, die sich aus dem gemeinsamen Erleben und der gegenseitigen Fürsorge und Verletzlichkeit im Kampfeinsatz ergibt. Auch die Liebe zwischen Eltern und Kindern wird hier aufgeführt. Die vielen modernen Internet-Freundschaften aus der Distanz hätten die Griechen kaum beeindruckt.

3. Ludus oder spielerische Liebe: Ludus ist typischerweise im Spielen von Kindern zu finden, aber auch im Flirten und Necken von frisch Verliebten. Ludus macht Spaß und hat keine besondere Absicht. Spielerisch sind auch das humorvolle Gespräch, Singen und Musizieren im Freundeskreis; zu Ludus gehören Gärtnern, Kochen und Tanzen.

4. Agape oder selbstlose Liebe für jeden: Agape überschreitet die Eigeninteressen und ist somit radikal erweiternd. Im Lateinischen wurde »Agape« zu »Caritas«, zum Aspekt der Fürsorge für andere als ein wesentlicher Ausdruck der selbstlosen Liebe. Im Buddhismus erscheint Agape als universelle liebende Freundlichkeit, in der Lehre Jesu als Nächstenliebe, eine führende spirituelle Eigenschaft.

»Empathie« ist heute ein verwandter Begriff dafür. Dieses Mitgefühl für andere nimmt gerade rapide ab. Daher ist es höchste Zeit, Mitgefühl wieder in den Fokus zu nehmen, am besten durch die Praxis der Meditation, da sich hier selbstsüchtige Gedankenmuster auflösen und der natürliche Zustand tiefer Menschlichkeit inklusive tiefem Mitgefühl auftauchen kann.

5. Pragma oder reife Liebe: Den Aspekt der reifen Liebe kennen wir typischerweise als das tiefe gegenseitige Verstehen alter Ehepaare. Viele Kompromisse auf dem langen gemeinsamen Weg haben die Partnerschaft gestärkt, Toleranz und Geduld wurden lebendig.

Erich Fromm sagte, dass wir zu viel Energie aufwenden, um uns zu verlieben, und zu wenig Energie, um Liebesbeziehungen aktiv zu pflegen. Oder anders gesagt: Wir müssen den Schritt machen von der Erwartung, Liebe zu empfangen, hin zur Bereitschaft und Freude, Liebe zu geben. Die heutigen Scheidungszahlen würden anders ausschauen, wenn Pragma einen Platz im Denken und Fühlen der Menschen hätte.

6. Philautia oder Selbstliebe: Laut Aristoteles sind alle freundlichen Gefühle anderen gegenüber nur Erweiterungen des guten Gefühls uns selbst gegenüber. Sich selbst annehmen, sich selbst mögen, dieses entspannte Ruhen in sich selbst ist die positive Seite der Selbstliebe. Freundlichkeit, Bescheidenheit und Einfachheit sind die Früchte.

Die Griechen warnten aber auch vor der negativen Seite der Selbstliebe. Hier sind die Geistesgifte aktiv: Eitelkeit, Selbstüberschätzung, Eifersucht, Gier nach Geld und Ruhm und manipulative Lügen.

Ein alter Cherokee-Indianer sitzt mit seiner kleinen Enkelin am Lagerfeuer. Er sagt: »Im Leben gibt es zwei Wölfe, die miteinander kämpfen: Der erste ist Hass, Misstrauen, Feindschaft, Angst und Kampf. Der zweite ist Liebe, Vertrauen, Freundschaft, Hoffnung und Friede.«

Das kleine Mädchen schaut eine Zeit lang ins Feuer, dann fragt es: »Welcher Wolf gewinnt?«

Der alte Indianer schweigt. Nach eine ganzen Weile sagt er: »Der, den du fütterst!«

Die PranaVita-Techniken

Wie bereits erwähnt, gehen wir davon aus, dass die Grundgesundheit des Körpers durch das Auftauchen von Blockierungen nicht verschwunden ist, sondern durch die sich vordrängende Wahrnehmung von Schmerz oder Unwohlsein überlagert wird. So betrachtet muss die Gesundheit also nicht wiederhergestellt werden, sondern die Blockierung muss entfernt werden. Dann wird dem Körper frisches Prana, neue Information zugeführt, um die Selbstheilungskräfte zu aktivieren. Um dies rasch zu erreichen, werden effiziente energetische Mittel oder »Instrumente« angewandt, unter anderem die folgenden:

Energetische »**Laserfinger**« zum Auffinden und Lösen von Blockierungen. Die natürlichen Lichtstrahlen, die sowieso aus den Fingerspitzen aller Menschen strahlen, werden durch Atemtechniken verstärkt und zu kraftvollen »Laserfingern aus Energie« umgewandelt. Mit langen Laserfingern werden Blockierungen aus allen Auraschichten gelockert, gelöst oder auch aufgelöst. Kurze Laserfinger verwenden wir bei den Chakras und an anderen Teilen des Energiekörpers.

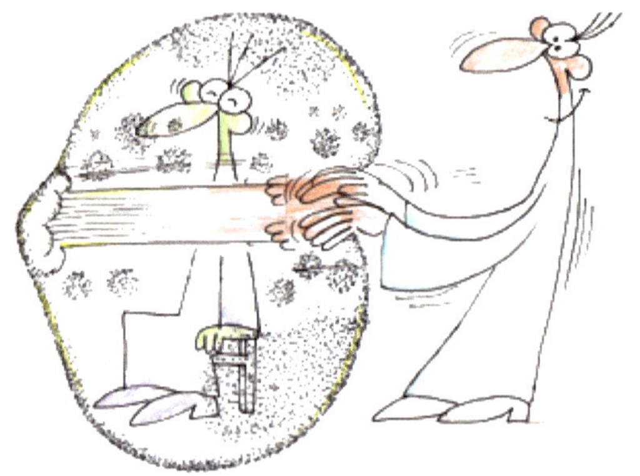

Energetische »**Blackballs**« zum Entfernen der gelockerten Blockaden: Blackballs sind Energiebälle aus Licht, die wie ein Staubsauger funktionieren. »To blackball« bedeutet »herausziehen« oder »eliminieren«. So kommen unsere Hände nicht mit verschmutzten oder kranken Energien in Berührung.

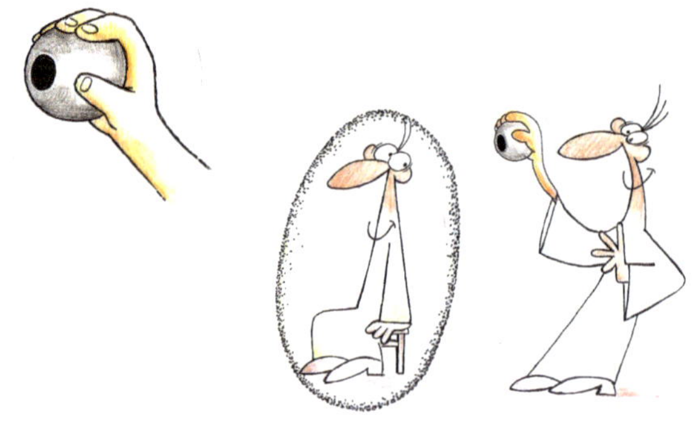

Energetische »**Lightballs**« dienen der Vitalisierung und Stärkung. Diese Lichtkugeln – oder auch Lichtstrahlen – beinhalten die Farben des Regenbogens, darum nennen wir sie Regenbogen-Pranas. Jede Farbe der Lichtkugeln hat eine andere Heilinformation. Sie werden in den vorher gereinigten Energiekörper gelenkt und beinhalten neue, gesunde Energie und neue Heilinformationen.

Auch **Töne** und **Klänge** werden in eine PranaVita Ausbildung mit einbezogen, da sie die Selbstheilungskräfte enorm unterstützen und die Energiedurchlässigkeit aktivieren. Auf die Lichtkugeln und die energetische Auswirkung von Klängen und Tönen gehe ich später etwas genauer ein.

Diese energetischen Lichtinstrumente wurden vom PranaVita-Team entwickelt, sind geschützt und werden an der Prana-Schule gelehrt. Obwohl eine PranaVita-Behandlung vollkommen berührungslos vor sich geht, arbeitet man doch tief im Energiekörper eines Gegenübers, weil die Energie der Aufmerksamkeit folgt. Darum ist es die Verantwortung jedes einzelnen, nicht mit den beschriebenen Lichtinstrumenten zu experimentieren, sondern die Techniken genau und gut zu erlernen. Dazu braucht es erfahrene PranaVita-TrainerInnen, die interessierten Menschen die Techniken erklären, vorzeigen und mit ihnen üben, bevor diese in der Praxis verantwortungsvoll angewandt werden. Auch muss man PranaVita wirklich fühlen, wahrnehmen und erleben.

Energie folgt den Gedanken

»Energie folgt der Aufmerksamkeit« – dieser schamanische Grundsatz liegt vielen energetischen Traditionen zugrunde. Für PranaVita ist diese Regel essenziell, sie hilft beim Wahrnehmen, Reinigen und Vitalisieren und ist allen PranaVita-Behandlern und -Behandlerinnen voll bewusst: Wo sie ihre Aufmerksamkeit, ihr Bewusstsein hinrichten, da nehmen sie wahr, da reinigen sie, da vitalisieren sie, überall im menschlichen Körper. Die Energie folgt dem Fokus. Es gibt keine Grenzen.

Die Tatsache, dass die Energie den Gedanken folgt, macht die PranaVita-Behandler äußerst demütig, respektvoll und achtsam. Können sie doch mit dieser Aufmerksamkeit überall im Körper energetisch arbeiten, also jedes Gelenk, jede Drüse, jedes Organ usw. erreichen.

Die einzelnen Schritte einer PranaVita-Behandlung

1. Wahrnehmen der Energien

Eine PranaVita-Anwendung beginnt damit, die Aura energetisch wahrzunehmen, in weiterer Folge die Chakras, verschiedene Körperteile und Meridiane. Dadurch können Energieblockaden leicht entdeckt werden.

Wahrnehmen heißt, die Energien mit unseren inneren Sinnen zu sehen, zu hören, zu riechen, mit den Händen zu spüren, zu erfühlen und sie dann zu bewerten. Je nachdem, welcher Sinn mehr ausgeprägt ist, können manche Menschen die Energien sehen, andere hören oder riechen sie. Aber jeder kann schnell lernen, sie mit den Händen zu erfühlen. Es braucht nur Vertrauen und ein bisschen Übung, weil die Empfindungen oft sehr subtil sind. Unsere Hände sind gute Werkzeuge zum Wahrnehmen des Energiekörpers.

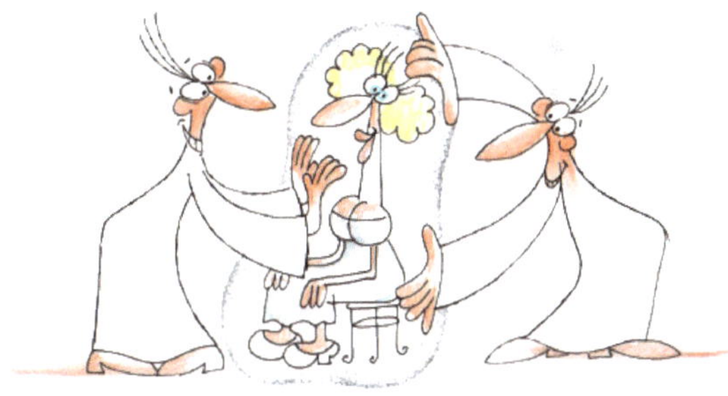

Bei einer PranaVita-Behandlung liegt das Hauptaugenmerk auf dem Ätherkörper und dessen Aura, denn hier zeigen sich die Energien von körperlicher Gesundheit und Krankheit. Bei psychischen Unausgewogenheiten lenkt man seine Aufmerksamkeit zusätzlich auf den Astral- und Mentalkörper, da negative Gefühle und negatives Denken hier große Energieblockaden erzeugen können.

2. Reinigen der Energien

Beim energetischen Reinigen werden Energieblockaden, stagnierende, verschmutzte, verbrauchte oder krankhafte Energien entfernt. Das Auffinden, Reinigen und Entfernen von Energieblockaden geschieht mittels der sogenannten Laserfinger und Blackballs. Diese Energie-Instrumente werden visualisiert, also durch Vorstellungskraft erzeugt, und durch eine bestimmte Art der Atmung aktiviert.

Das Reinigen der blockierten Energien ist genauso wichtig wie das darauf folgende Vitalisieren. Je besser der Energiekörper gereinigt wird, umso mehr kann er beim Vitalisieren frisches Prana, neue Information aufnehmen. Dies aktiviert die Selbstheilungskräfte enorm.

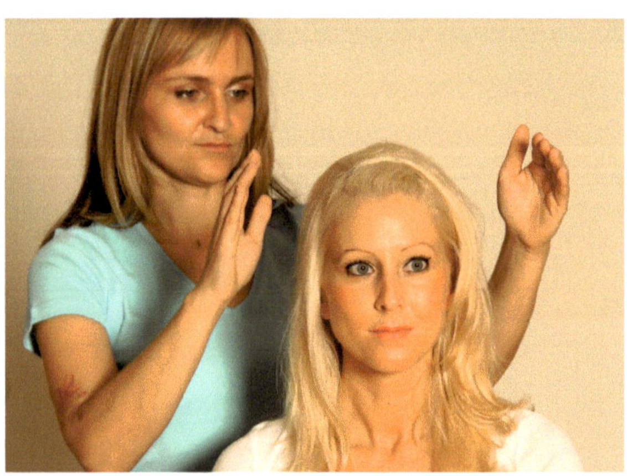

Das energetische Reinigen und das Vitalisieren könnte man mit dem Ausatmen und Einatmen vergleichen. Blockierte Energie wird entfernt (Reinigung – Ausatmung), frisches Prana wird zugeführt (Vitalisierung – Einatmung). Den Vorgang des Vitalisierens nennen wir »PranaVita-Lichttherapie«.

3. Die PranaVita-Lichttherapie

Das Wort »Prana« stammt aus dem Sanskrit und leitet sich von »pra« (hinaus) und »an« (atmen, bewegen, leben) ab. Dieses »pra-an«, »Prana«, wird deshalb auch »Lebensatem« oder »Lebensenergie« genannt. Prana kommt als strahlend weiße Licht-Energie auf unseren Planeten; darin sind alle Frequenzen der Regenbogenfarben enthalten. Wenn weißes Licht durch ein Prisma fällt, wird es in alle Regenbogenfarben gestreut – wie bei einem Fensterkristall. Dies basiert auf dem Prinzip, das Isaac Newton 1672 durch seine wissenschaftliche Entdeckung bewies.

Die Körper aller Lebewesen sind auf der energetischen Ebene wie ein lebendiges Prisma. Sie nehmen das strahlend weiße Licht auf und wandeln es in die einzelnen Farben des Regenbogenspektrums um: Rot, Orange, Gelb, Grün, Blau, Indigo und Violett. Wir nennen diese Energien daher »Regenbogen-Pranas«. Sie werden nach der Aufnahme in den Hauptchakras »gelagert« und von dort in die feinstofflichen Körper weitergeleitet.

Durch spezielle Techniken können wir die Energiefrequenzen dieser »Regenbogenfarben« aus den entsprechenden Chakras durch unsere Handfläche leiten und bei einer PranaVita-Anwendung einsetzen. Wir nennen diesen Vorgang »vitalisieren«. Vitalisierung bedeutet also das Einfließenlassen der Regenbogen-Pranas in die betroffenen Teile des Körpers, auf der Energieebene. Dabei wird das Prana mit der liebevollen Herzensergie des Anwenders vermischt, mit Liebe, der stärksten Heilkraft überhaupt.

Jede Farbe dieser Regenbogen-Pranas hat eine andere Frequenz und eine andere Heilinformation. Hier befinden wir uns auf der Ebene der Informationsmedizin. Wenn die Regenbogenlichter vom Körper absorbiert werden, werden alle Körpersysteme vitalisiert, harmonisiert, gestärkt und balanciert. Gesundheit darf bewusst entstehen.

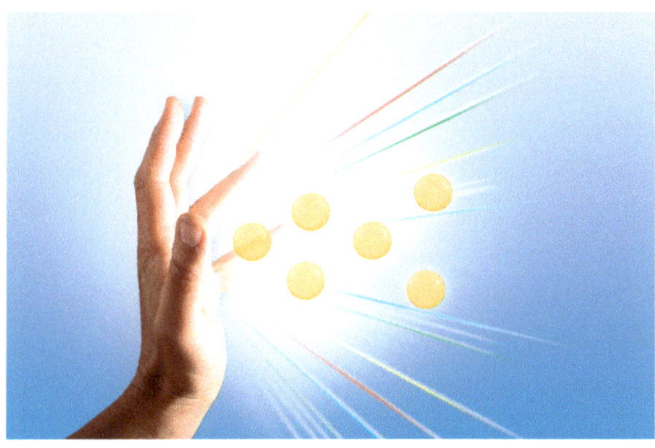

Die Fähigkeit, mit Lebensenergie zu arbeiten, hat jeder Mensch. Also haben auch alle die innewohnende Fähigkeit, energetisch zu »heilen«.

4. Trennen der Energien

Wenn Lebensenergie übertragen wird – wie bei einer PranaVita-Behandlung –, entsteht eine energetische Verbindung zwischen Energetiker und Empfänger. Diese muss unbedingt nach der Behandlung wieder getrennt werden. Anderenfalls bliebe der Klient mit dem Behandler energetisch verbunden und würde dessen Energie ganz unbewusst weiter absorbieren, sogar lange nach der Behandlung. Der Anwender würde dadurch definitiv ausgelaugt.

Wann wirkt das Prana?

Durch die Aktivierung der Selbstheilungskräfte kann die Verbesserung eines körperlichen oder psychischen Problems nach einer Behandlung spontan erfolgen, was aber eher selten ist. Meistens dauert es 2 bis 3 Stunden oder auch 2 bis 3 Tage. Es kommt darauf an, wie schnell der physische Körper das neue Prana absorbiert.

Der Zustand des Ätherkörpers verändert sich sofort. Unser physischer Körper, der in der irdischen Materie ist, schwingt aber viel langsamer als der Ätherkörper; deshalb dauert es, bis er alle neuen Informationen und die neue Energie integriert hat. Oft ist es auch nötig, eine Reihe von Behandlungen vorzunehmen, um das Gesundwerden effizient zu unterstützen. PranaVita ist keine »Zaubermethode«, die immer sofort hundertprozentig wirkt. Man sollte nicht ungeduldig werden. Nimmt ein Patient nur eine einzige der vom Arzt verschriebenen Tabletten ein und die restlichen nicht mehr, wird er sich ja auch keine großen Erfolge erhoffen können.

Ich betone nochmals, dass wir bei PranaVita-Behandlungen nicht unsere eigene Lebensenergie verwenden. Durch sehr starke Atemtechniken nimmt der Anwender zusätzlich viel Prana auf, das beim Vitalisieren weitergeleitet wird. Jedem, der mit PranaVita arbeitet, ist bewusst, dass er sich in einem Ozean aus Lebensenergie befindet und jederzeit auf frisches, lebensspendendes Prana aus einem unermesslichen, universellen Energiestrom zugreifen kann.

Radikale Reaktionen oder Heilreaktionen
Bei einer PranaVita-Behandlung kann ein Klient möglicherweise bestimmte Empfindungen wahrnehmen, wie starke Vibrationen in verschiedenen Körperteilen oder gar im gesamten Körper.

Bei vielen energetischen Anwendungen, wie Homöopathie, Akupunktur, Shiatsu und Reiki kann es manchmal auch zu sogenannten »Heilreaktionen« kommen. Dies bedeutet, dass sich der Zustand des Empfängers vorübergehend verschlechtern kann, weil sich der Körper den neuen Energien erst anpassen muss. Bei der PranaVita-Methode sind derartige Heilreaktionen sehr selten, weil der Energiekörper vor dem Vitalisieren sorgfältig gereinigt wird.

Remote Therapy oder Fernanwendung

Jeder einzelne Mensch ist eine Zelle unseres gemeinsamen Menschheitskörpers. Wir sind energetisch miteinander verbunden und von demselben Bewusstsein durchdrungen – wie Brüder und Schwestern. Außerdem sind wir mit unserer Mutter Erde verbunden. Darum kann Lebensenergie bei einer sogenannten »Fernanwendung« auch über weite Strecken übertragen werden, zu Menschen bzw. Lebewesen, die sich an einem anderen Ort aufhalten. Hier gilt ebenfalls der Grundsatz »Energie folgt den Gedanken«. Du kannst also zum Beispiel in Salzburg oder Hamburg sein, während sich dein Klient in Chicago, Kapstadt oder London befindet. Körperliche Distanz ist kein Problem, weil die Energie den Gedanken folgt.

Deine gedankliche Aufmerksamkeit lenkt deine Energie. Du kannst also auch aus der Ferne den Energiekörper deines Klienten wahrnehmen, reinigen und vitalisieren. Der Energetiker stellt zum Klienten auf der energetischen Ebene aktiv eine Verbindung her und wendet PranaVita an. Und der Empfangende erhält im selben Augenblick die Anwendung – wo auch immer er sich auf der Welt befindet. Zeit und Raum spielen keine Rolle.

Bei der Fernanwendung ist es wichtig, mit diesem großen Geschenk respektvoll umzugehen, niemanden »zwangsbeglücken« zu wollen oder zu behandeln, obwohl es nicht erwünscht ist. Heimliche energetische Einwirkungen auf andere ohne deren Zustimmung wird nur von jenen praktiziert, die die persönliche Integrität anderer missachten und damit weitere Spannungen erzeugen, anstatt Spannungen zu vermindern. Ethik und Moral sind hier ganz wichtig. Der »freie Wille« eines anderen Menschen muss respektiert werden!

Licht und Klang

Bei der PranaVita-Grundausbildung vitalisieren wir mit den sogenannten »Regenbogen-Pranas«. Im zweiten Level der Ausbildung gehen wir mehr auf die Heilqualitäten der einzelnen Farbpranas ein.

Nachdem jede Farbe des Regenbogenspektrum eine andere Frequenz und somit eine andere Heilinformation hat, wählen wir einige wichtige Farben aus und kreieren Farb-Triaden, die von allen anderen Regenbogen-Pranas begleitet werden. Dadurch können die Farbpranas, je nach Beschwerden und je nach Bedarf des Empfängers, gezielter eingesetzt und entsprechend kombiniert werden. Dies ist sehr hilfreich bei schweren oder chronischen Problemen und aktiviert die Selbstheilungskräfte enorm. Die exakte Kenntnis der Heilqualitäten der einzelnen Farbpranas ist Voraussetzung und äußerst faszinierend.

Darüber hinaus verwenden wir im Level 2 Klänge und Töne, um den Selbstheilungsprozess zu beschleunigen. Vor Tausenden von Jahren haben tibetische Mönche entdeckt, dass Töne mit ihren Vibrationen und Frequenzen einen positiven und heilenden Einfluss auf den menschlichen Körper haben. Sie fanden heraus, dass das Chanten die Selbstheilungskraft des menschlichen Körpers aktiviert. Dies gilt natürlich für alle Arten von Klängen, egal ob sie mit der menschlichen Stimme erzeugt werden (Soundhealing) oder von Zimbeln, Trommeln oder Klangschalen stammen.

Unser Körper ist eigentlich ein riesengroßes Orchester – ein Klangkörper! Jede einzelne Zelle unseres Körpers klingt und schwingt – jedes Chakra, jedes Organ, jede Drüse usw. Im Idealfall klingen alle Systeme wunderbar zusammen; dann spricht man von »Harmonie«, von einem harmonischen und gesunden Körper.

Lässt man einen Stein in einen Teich fallen, entstehen konzentrische Wellen, die sich über den gesamten Teich ausbreiten und jedes Wassermolekül in Bewegung setzen. Ähnliches geschieht in unserem (zum Großteil aus Wasser bestehenden) Körper. Die wohltuenden Schwingungen von Klängen und Tönen breiten sich aus, genauso wie die Energie. Sie sind eine perfekte Massage für alle 50 - 100 Billionen Zellen unseres menschlichen Körpers.

»Viele sagen, das Leben sei mithilfe der Musik in den menschlichen Körper gelockt worden.

Die Wahrheit ist aber, dass das Leben selbst Musik ist.«

Hafis

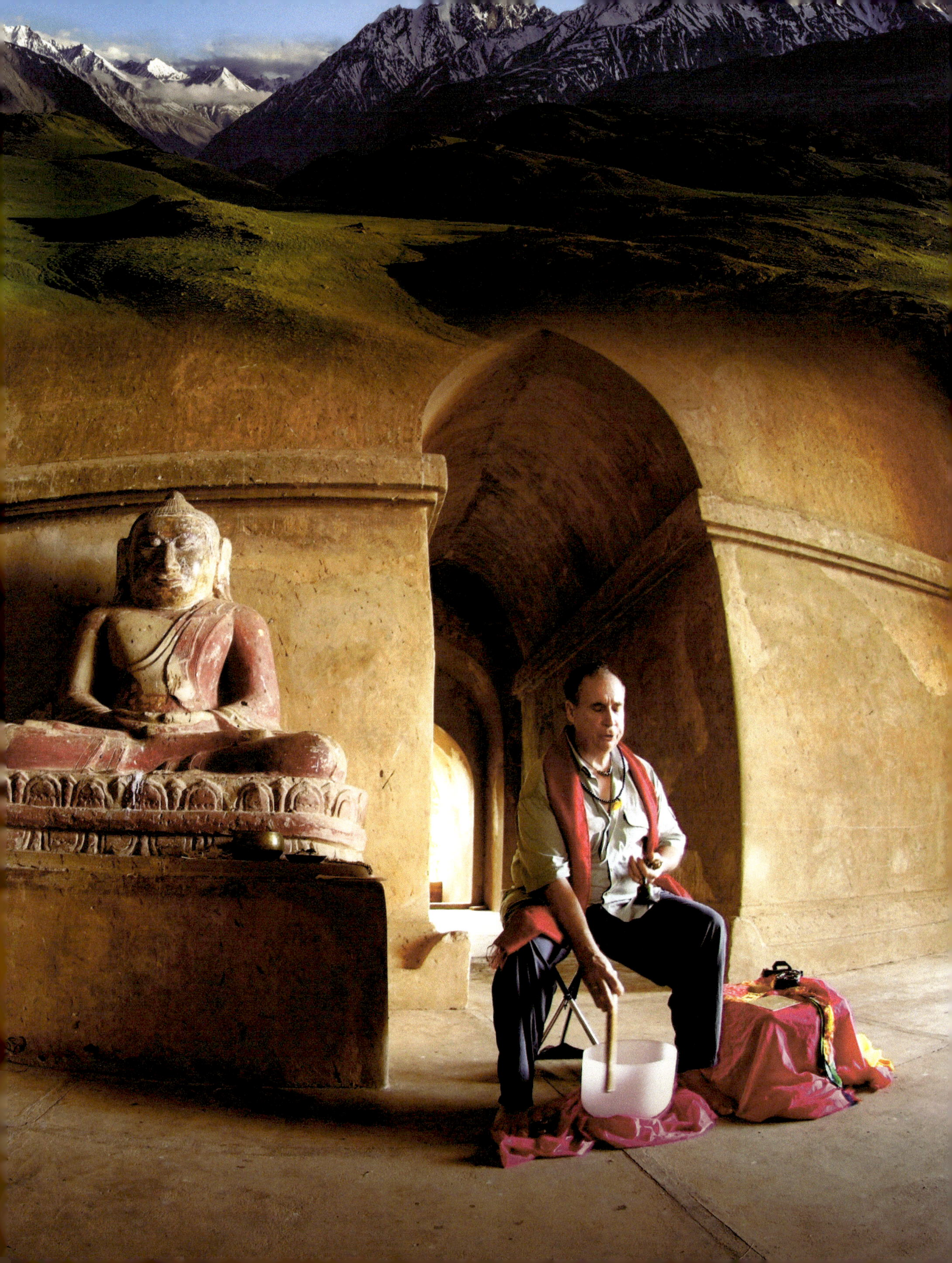

Tom Kenyon und die Magie der Klänge

»Licht und Klang ist die Medizin der neuen Zeit«, sagte einer meiner Lehrer, Tom Kenyon. Mit PranaVita sind wir live dabei: Neben Licht (Energie, Prana) verwenden wir Klänge (Töne, Sounds, Mantras), um das Schwingungsfeld eines Körpers zu erhöhen, die energetische Behandlung zu verstärken und den Körper wieder in Harmonie zu bringen.

Bevor das Pranaheilen in mein Leben kam, habe ich mich oft dabei ertappt, dass ich während einer Shiatsu-Behandlung das Bedürfnis hatte, Töne oder Laute von mir zu geben. Zu Beginn dachte ich, mit mir stimme da wohl etwas nicht. Ab und zu gab ich dem Bedürfnis trotzdem nach und tönte während einer Behandlung. Nicht sehr laut, versteht sich, aber doch für den Klienten hörbar. Und siehe da, keiner hat sich daran gestoßen. Manche haben sogar angefangen, mit mir zu tönen, und haben es als sehr angenehm und wohltuend empfunden. Da wusste ich, es kann nicht so falsch sein. Später, als ich das »Soundhealing« bei Tom Kenyon erlernte, wusste ich, dass ich damit genau richtig lag.

Es war im Jahr 2000, als ich auf Tom Kenyons Buch »Die Hathor-Zivilisation« aufmerksam wurde. Erneut leitete ein Buch ein wichtiges Kapitel meines Lebens ein. Kurz darauf ergab es sich, dass ich das erste Mal einen Abendvortrag von Tom Kenyon in Salzburg organisieren dufte. Diese Begegnung mit Tom und seiner Frau Judi eröffnete mir eine weitere Dimension meiner Erfahrungswelt. Ich war begeistert von seinem Vortrag und vor allem von den Klängen und Tönen, die er mit uns in dieser Soundsession teilte. Auch faszinierte mich sein tiefes mystisches Wissen. Intuitiv wusste ich, dass er ein wichtiger Lehrer für mich war und dass ich noch sehr viel mit ihm zu tun haben sollte. Seitdem organisierte ich für Tom Veranstaltungen in Österreich und lernte viel von ihm – wofür ich ihm sehr dankbar bin.

2001 fuhr ich mit einer Freundin nach Seattle, um an seiner Ausbildung zum »Soundhealer« teilzunehmen. Dies war eine überaus spannende Zeit, nicht nur, weil der Umgang mit Klängen und Tönen in der Heilarbeit – wie Tom Kenyon sie lehrt – viel neues und faszinierendes Wissen in meine Praxis brachte. Es war auch genau die Zeit, in der 9/11, der Anschlag auf die Twin Towers des World Trade Centers in New York, die Welt drastisch veränderte. Ich wusste in diesen schrecklichen Tagen genauso wenig wie die anderen Teilnehmer, ob wir wieder nach Hause kämen. Und wann? Alle Flughäfen waren gesperrt, die Menschen verharrten in einer großen Schockstarre, und keiner wusste, wie es weitergehen sollte.

Damals lernte ich den Gleichmut und die innere Ruhe Toms schätzen, der den Seminarteilnehmern nicht erlaubte, in emotionale Zustände zu gehen, sondern darauf bestand, die Ausbildung weiterzuführen, und uns ermutigte, in diesem äußeren Chaos in einem ruhigen Gemütszustand zu bleiben.

Das Besondere an Tom Kenyons Arbeit ist, dass er die Zuhörer und Zuhörerinnen mit seiner fast vier Oktaven umspannenden Stimme in eine Serie von Klangreisen eintauchen lässt: Sie speisen sich aus Traditionen der Klangheilung, deren Wurzeln in die Schamanenreiche, in das alte Ägypten, den Taoismus und den Buddhismus zurückreichen.

Unterstützend verwendet er Zimbeln, Klangschalen und Trommeln. Wenn Tom tönt, hat man als Zuhörer das Gefühl, als sei er nicht alleine auf der Bühne. Und das ist er wahrscheinlich auch nicht. Denn sehr oft channelt er durch seine Klänge die »Hathoren« – eine Gruppe interdimensionaler Lichtwesen, die im alten Ägypten durch die Fruchtbarkeitstempel der Göttin Hathor gewirkt haben. Sie sind Meister der Liebe (in einem hoch kohärenten emotionalen Zustand). Ihre katalytischen Klänge öffnen unmittelbare Portale zu interdimensionalem Bewusstsein. Tom hat in den 1990ern angefangen, direkt mit ihnen zu arbeiten.

Oft verwendet Tom auch Mantras aus den verschiedensten Traditionen – aus dem Verständnis heraus, dass die damit angesprochenen Schutzwesen oder Gottheiten tatsächlich Aspekte oder archetypische Ausdrucksformen unseres eigenen Bewusstseins sind. Damit bezieht sich seine Arbeit nicht auf etwas, das außerhalb wäre, sondern tief in uns selbst hineinreicht. Auf alle Fälle aber hat das Klangfeld von Toms Stimme schon auf viele Menschen lebensverändernd gewirkt. Wer es selbst erleben will: Tom Kenyon hat viele CDs veröffentlicht.

Tom Kenyon, M.A., war mehr als 20 Jahre lang Psychotherapeut; er hat sich auf Transpersonale Psychologie spezialisiert und auf den Einsatz von Klängen und Musik, um empfängliche Bewusstseinszustände zu erzeugen. Dafür entwickelte er über 25 psychoakustische Programme, die dazu dienen, mittels katalytischen Klängen ungenutzte Potenziale des Geistes zu aktivieren – eine wissenschaftsbasierte Kunst, die das Bewusstsein auf schnelle und elegante Art transformiert.

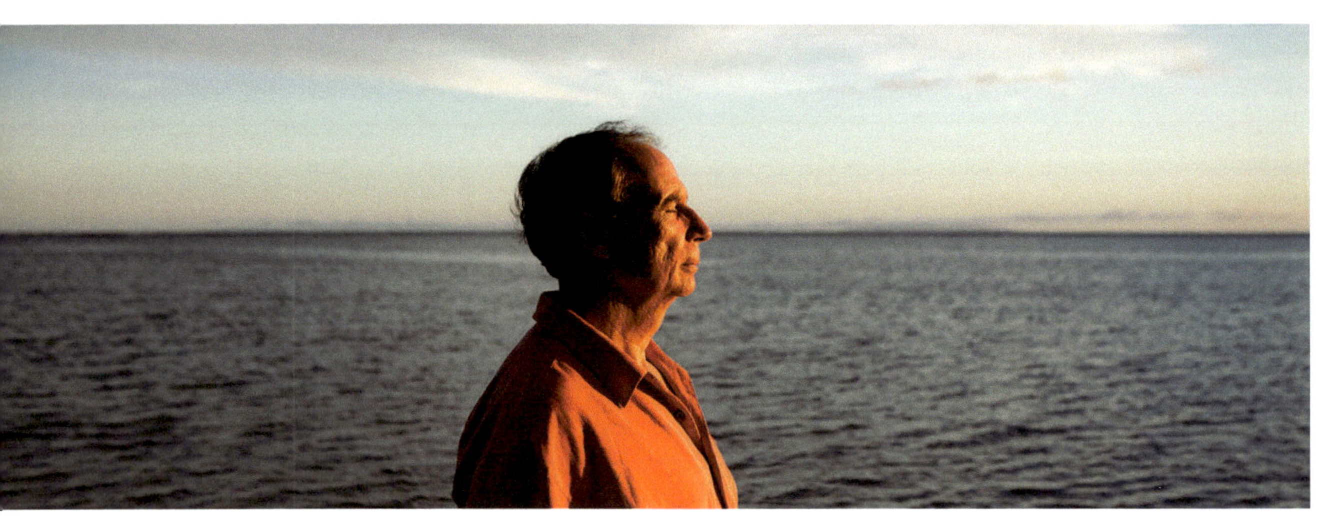

Mantra, Mala und Meditation

Bleiben wir noch ein wenig bei Mantras, Klängen und Tönen. Bei einer PranaVita-Behandlung arbeiten wir nicht nur mit Prana (Licht), sondern auch mit Klang (Töne, Mantras), um über unser Schwingungsfeld das Schwingungsfeld unserer Klienten zu erhöhen.

Mantras werden überall auf der Welt gechantet, in jedem Kulturkreis und in jeder Tradition. Das Wort »Mantra« kommt aus dem Sanskrit und bedeutet so viel wie »Schutz des Geistes« oder auch »Instrument des Geistes«. Mantras dienen als Mittel der Meditation dazu, den Geist bzw. das Denken vor schädlichen Vorstellungen und Konzepten zu schützen. Das heißt, wenn du ein Mantra rezitierst, verbindet sich dein Geist mit der Schwingung der Worte, und dies beruhigt alle Gedanken. Mantras können entweder singend (chantend), sprechend, flüsternd oder in Gedanken rezitiert werden.

Durch regelmäßiges Wiederholen eines Mantras erlangt man Konzentration oder Fokus: Der Gedankenstrom wird unterbrochen, weil man sich auf das spezielle Wort oder die Worte fokussiert. Dieses Hilfsmittel für unseren Geist erzeugt tiefe innere Ruhe. Die neu entdeckte kraftvolle innere Ruhe kann über die Meditationszeiten hinaus in den Alltag integriert werden.

Wenn du gerne Mantras chantest, ist es egal, aus welchem Kulturkreis sie stammen, sie sollen dir nur gefallen und dir Freude bereiten. Jedes Mantra besteht aus energiegeladenen Worten, werden die meisten von ihnen doch seit Jahrhunderten und Jahrtausenden von spirituell praktizierenden Menschen gesungen, gechantet oder gemurmelt. Du findest viele Mantras im asiatischen Raum – berühmt sind zum Beispiel das »Gayatri-Mantra«, das »Om Namah Shivaya« oder auch das »Om Mani Peme Hum«. Im europäischen Raum bzw. in der christlichen Tradition finden wir Mantras wie »Halleluja«, »Kyrie Eleison« oder »Amen«. Auch die Indianer oder andere indigenen Völker überall auf der Welt haben ihre speziellen Gesänge und Mantras.

»Liebe und Mitgefühl sind
Notwendigkeit, kein Luxus.
Ohne sie kann die
Menschheit nicht überleben«
Dalai Lama

Zwei faszinierende Laute und drei Mantras:

»A« wird als der »Laut des Herzens« beschrieben. Wenn du »A« lange und ausgedehnt erklingen lässt, aktiviert es dein liebevolles Herz – dein Herzchakra. **»M«** ist der Laut, der den Thymus stärkt. »Mmmmmm« kannst du jedes Mal summen, wenn du eine gute Speise vorgesetzt bekommst; du freust dich auf das Essen, und gleichzeitig stärkst du deinen Thymus.

Gayatri-Mantra:

Gayatri bedeutet »Lied der Befreiung« und ruft die strahlende Quelle allen Lebens an. Nach den heiligen vedischen Schriften ist das Gayatri-Manta so alt wie die Sonne. Es reinigt unsere Gedanken, Worte und Taten. Überall auf dieser

Welt singen Menschen dieses tief berührende Mantra. Es wird gesagt, dass dieser heilige Gesang sich vom Herzen des Sängers durch das ganze Universum spiralförmig dreht, fokussierend auf Frieden und erleuchtetes Bewusstsein für Alle und Alles.

Om Bhur Bhuvah Swaha
Wir meditieren über die bezaubernde,

Tat Savitur Varenyam
strahlende Quelle aller Dinge.

Bhargo Devasya Dhimahi
Auf dass wir zum göttlichen Licht

Dhiyo Yonah Prachodayat
reinen Bewusstseins erwachen.

Om Namah Shivaya: Ich verneige mich vor dir, oh Shiva, Zerstörer der Illusion

Der indische Gott Shiva besitzt viele Seiten. Er ist der Zerstörer im Kreislauf der Schöpfung von Entstehung, Erhaltung und Tod. Er herrscht über Schöpfung und Verwandlung und zerstört, was für uns auf unserem Weg nicht hilfreich ist, also das, was uns an Leiden und Unglück bindet: falsche Sichtweisen und das EGO.

Om Mani Peme Hum: Mögen alle Wesen auf allen Ebenen glücklich sein

Dieses weltweit bekannte Mantra wird dem buddhistischen Bodhisattva des Mitgefühls, Avalokiteshvara, zugeordnet. Das Mantra hat viele Übersetzungen. Vorrangig verstärkt dieses Mantra wohl das Mitgefühl, es ist aber auch DAS Mantra für den Weg zur Erleuchtung.

AUM sweet AUM

Das »AUM« oder »OM« nimmt eine wesentliche Stellung unter allen Mantras ein. Es gilt in den beiden östlichen Hauptströmungen, Hinduismus und Buddhismus, als der Grundklang des Universums, als der Ton, der seit Anbeginn der Zeiten existiert und aus dem der Kosmos entstand – der erste und immer frische Atemzug der Schöpfung.

AUM/OM gilt als der reinste Laut bzw. Klang, und wenn man ihn richtig chantet, bringt er Heilung für Körper und Geist. AUM ist der Sound, der uns am meisten von allen Mantras mit der Leerheit, dem Raum verbindet, weil er in diesem Sinne seit Tausenden von Jahren von den Meistern verwendet wird.

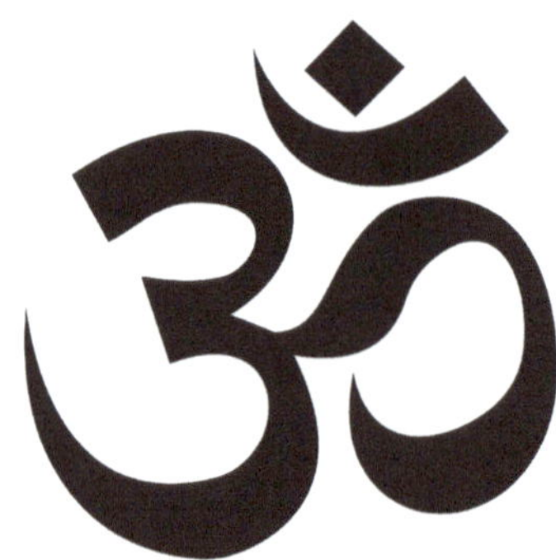

AUM ist, wie die Quanten in der Quantenlehre, sozusagen an der Grenzlinie zwischen Form und Leerheit angesiedelt. In den »Manduka Upanischaden« (indischer Kulturkreis) gibt es eine Erklärung der vier Buchstaben des AUM:

A – der Wachzustand
U – der Traumzustand
M – der Tiefschlaf
das Vierte – die Stille, reine Bewusstheit

Wir alle erfahren täglich die Zustände von Wachen, Träumen und Tiefschlaf. Wir wissen auch, dass Wachen und Träumen Zustände mit offenen Sinnen sind; es heißt, dass im Tiefschlaf die Sinne schlafen. Alle drei Zustände sind Aspekte des vierten: der stillen Bewusstheit. So ist das Vierte nicht gleich wie die drei, sondern es ist als das Vierte eins mit allen dreien; und indem es dies ist, ist es mehr als die drei zusammen – wie ein Dreieck, das eins ist mit seinen drei Seiten.

Viele wesentliche östliche Traditionen erzählen, dass das AUM-Singen über längere Zeit zu einer Erfahrung führen kann, mit diesem vierten Zustand der reinen Bewusstheit zu verschmelzen.

Eine kleine Geschichte zum Thema »Leerheit« oder »Nichts«:

Die philosophische Frage nach Bedeutung und Wesen des Nichts beschäftigte auch Karl den Großen. Er versammelt die weisen Männer seiner Zeit und stellte ihnen die Frage: »Was ist das Nichts?«

Nach mehrtägiger Beratung antworteten sie schriftlich: »Das Nichts muss ziemlich viel sein, denn schließlich und endlich hat Gott alles daraus gemacht.«

Wie können wir das AUM oder OM verwenden?

- Singen und Mitsingen – dies verändert die Schwingungsfrequenz im Körper und wirkt selbstheilend. Wenn du das Mantra »AUM« oder »OM« 12- bis 15-mal singst, bist du emotional ausgewogen und alle Gefühle von Ärger, Zorn oder Frust sind wie weggeblasen. Bitte ausprobieren!

- Anhören, zum Beispiel den PranaVita-AUM-Sound (downloaden von Youtube) oder mithilfe anderer OM-CDs.

- Tanze dazu!

- Als Hintergrundmusik laufen lassen, zum Beispiel bei PranaVita-Behandlungen. Dies hilft auch Kindern beim Lernen, weil dieser Sound zugleich die Gehirnaktivität anregt. Falls dein Kind den Sound nicht hören will, stelle das Geräte auf lautlos, es reicht schon die Schwingung des »AUM« oder »OM«.

Osho beschreibt das Mantra folgendermaßen: »AUM bedeutet genau das, was die Anhänger des Zen als ›Geräusch, das beim Klatschen einer Hand entsteht‹ bezeichnen. AUM ist die ureigene Musik deines Seins. Wenn alle Gedanken, Wünsche und Erinnerungen fort sind, wenn sie sich aufgelöst haben und der Geist absolut ruhig und still ist, wenn in dir kein Geräusch ist, dann beginnst du, eine unglaublich schöne Musik zu hören, die keinerlei Bedeutung hat. Sie ist reine Musik, die dir große Freude schenkt, dich mit Festlichkeit erfüllt und dich tanzen lässt.

Die Mala

In den östlichen Traditionen wird beim Sprechen oder Chanten der Mantras oft eine Mala verwendet, um die Anzahl der gesprochenen Mantras oder Gebete zu zählen. Auch bei uns gibt es immer mehr Menschen, die eine Mala für ihre persönliche Meditation oder beim Murmeln von Mantras zu Hilfe nehmen.

Eine Mala, in Indien wird sie auch Jap-Mala genannt, besteht in der Regel aus 108 Perlen, die aus verschiedenen Materialien bestehen können, wie Samen von bestimmten Bäumen oder Perlen aus einer bestimmten Holzart. Im Buddhismus verwendet man dazu gerne Perlen aus dem Holz des Bodhibaumes, weil Buddha Shakyamuni unter einem Bodhibaum die Erleuchtung fand.

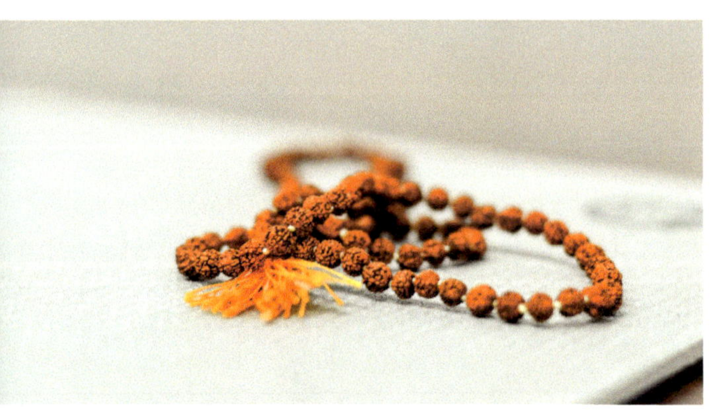

In Indien bevorzugen viele die Früchte des Rudraksha-Baumes, der als besonders heilig gilt. Oft werden die Perlen einer Mala auch aus verschiedenen Kristallen gemacht und wie eine Kette um den Hals getragen.

In der christlichen Tradition kann man eine Mala mit einem Rosenkranz vergleichen. Nach jedem Gebet lässt man die Finger um eine Perle weitergleiten. Die gesprochenen Gebete werden ziemlich schnell gesprochen, automatisiert wiederholt, oft sogar »heruntergeleiert«. Und das ist richtig so, denn das schnelle Wiederholen unterbricht den ruhelosen Geist bzw. die immer wiederkehrenden Gedanken.

Während ich diese Zeilen schreibe, sitze ich im Gästehaus der Benchen Monastery, einem buddhistischen Kloster in Kathmandu. Dieses Kloster ist eine zweite Heimat für mich geworden, weil ich seit Langem jährlich einige Monate hier verbringe. Es ist ein guter Rückzugsort, ein Platz der Ruhe inmitten Kathmandus, an dem ich auch immer wieder gerne an den Zeremonien der Mönche teilnehme.

Hinter dem Kloster befindet sich der berühmte Affenberg, der aufgrund der dort lebenden großen Affenpopulation so genannt wird. Und auf dem Hügel liegt weithin sichtbar »Swayambhunath«, eine der ältesten buddhistischen Tempelanlagen der Welt. Flankiert wird die große Stupa von zwei hinduistischen Türmen; es ist also zugleich ein hinduistisches Heiligtum und wird von Buddhisten und Hindus gleichermaßen verehrt. Wie an vielen anderen Orten in Nepal liegen buddhistische und hinduistische Heiligtümer eng nebeneinander, ohne Religionskonflikt. Buddha ist übrigens in Lumbini/Nepal geboren worden.

Um den gesamten Affenberg herum führt ein Weg mit viele Gebetsmühlen. Gläubige Buddhisten und Hinduisten aus der ganzen Welt, darunter sehr viele Tibeter, umrunden diesen Berg – eigentlich ununterbrochen, manche sogar nachts. Und man sieht kaum jemanden, der nicht seine Mala in der Hand hat und meditierend seine Mantras murmelt. Das bevorzugte Mantra ist »Om Mani Peme Hum« – »Mögen alle Wesen auf allen Ebenen glücklich sein«. Und nach jedem Mantra wird eine Perle der Mala weitergeschoben.

Als ich vor Kurzem gemeinsam mit zwei Freundinnen den Affenberg umrundete und wir dabei die Gebetsmühlen drehten, hatte ich ein sehr schönes Erlebnis: Es war etwa 17 Uhr – wir erreichten eine kleine Halle, in der eine drei Meter hohe Gebetsmühle stand. Gerade als wir begonnen hatten, diese Gebetsmühle zu drehen, kam eine ältere Tibeterin mit der gleichen Absicht in den Raum.

Als sie uns drei Europäerinnen sah, lächelte sie uns auf die liebenswürdigste Weise an, und aus ihrem zahnlosen Mund kamen wahrscheinlich die einzigen englischen Wort, die sie beherrschte und die sie einige Male für uns wiederholte: »Good morning, I love you!«

In diesem Sinne: Good morning, I love you!

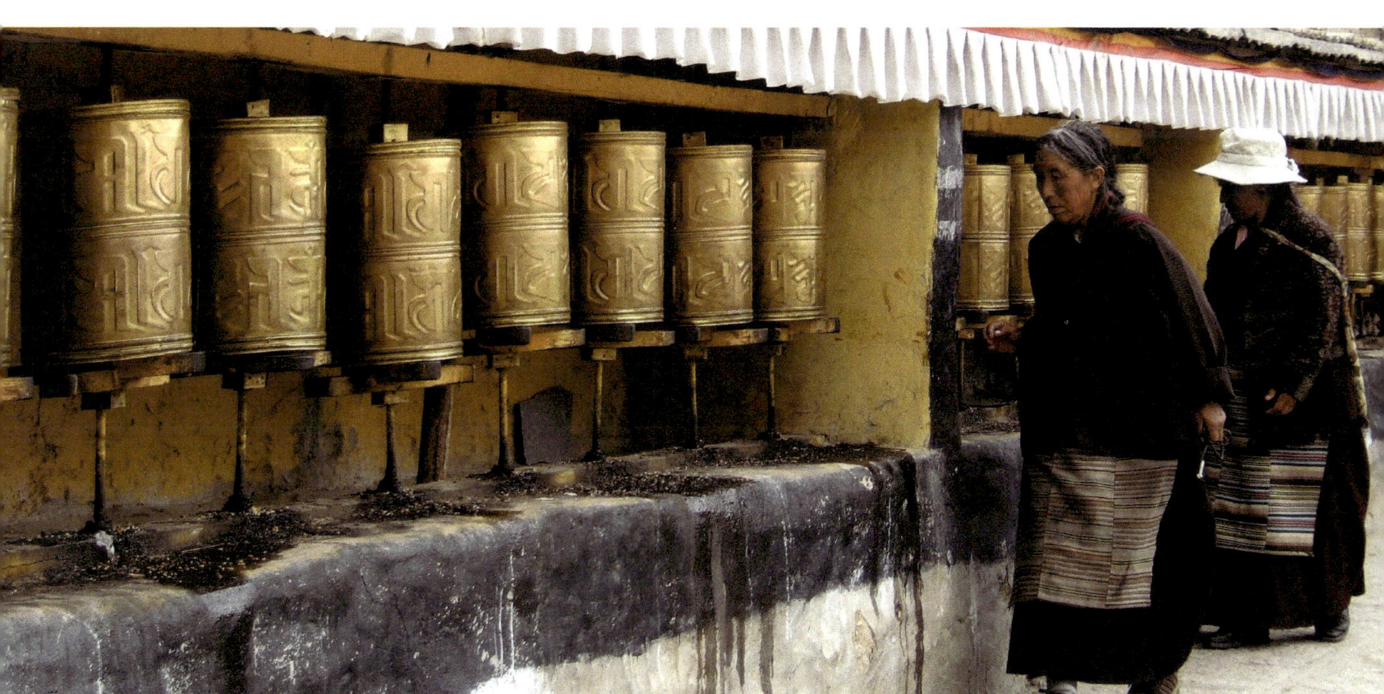

Die heilige Zahl 108

Im Hinduismus sollen die 108 Perlen der Mala die 108 Namen und Attribute der angebeteten Gottheit symbolisieren; im Buddhismus stehen sie für den »Kangyur«, die 108 Bände der gesammelten Lehrreden Buddhas. Es gibt allerdings mehr Faszinierendes über die Zahl 108 zu berichten, und bei genauerer Betrachtung ist sie tatsächlich eine ganz besondere Zahl.

Die 108 ist auf verschiedenste Weise mit der Zahl 3 verbunden, die ebenfalls als heilig gilt. Im Christentum zum Beispiel steht sie für die Trinität von Vater, Sohn und Heiligem Geist. Und wer kennt nicht das Sprichwort »Alle guten Dinge sind drei«?

Weitere »heilige« Zahlen sind zum Beispiel die Zahlen 8 (Unendlichkeit), 9 (3x3, dreifache Triade, Vollendung und Erfüllung), 12 (12 Apostel, 12 Monate, 12 Tierkreiszeichen).

- ◎ Die Quersumme von 108 ist 9, das ist 3 x 3 (siehe oben).

- ◎ 1 x 2 x 2 x 3 x 3 x 3 = 108. Oder so: $11 \times 2^2 \times 3^3 = 108$.

- ◎ Die Zahl 108 ergibt sich auch aus der Multiplikation von 9 und 12.

- ◎ 108 ist durch zwölf verschiedene Zahlen teilbar: 1, 2, 3, 4, 6, 9, 12, 18, 27, 36, 54, 108.

- ◎ 108 ist die Summe von neun aufeinanderfolgenden Zahlen: 8 + 9 + 10 + 11 + 12 + 13 + 14 + 15 + 16 = 108.

- ◎ Die 108 gilt als »Harshad-Zahl« (d.h. natürliche Zahl, die durch ihre Quersumme teilbar ist). »Harshad« ist Sanskrit und bedeutet »freudenbringend«.

- ◎ Manche deuten die 108 so: Die 1 steht für das kosmische Prinzip, das nondual, also ohne ein Zweites, ist; die 0 repräsentiert die Leerheit als das nicht manifestierte Potenzial für Alles, und die 8 steht für die Unendlichkeit. Oder anders gesagt: »thing, nothing, and everything« – »etwas, nichts, alles«.

- ◎ In der indischen Astrologie, die deutlich früher zu einer Wissenschaft wurde als die unsere, gibt es 12 Tierkreiszeichen und 9 Planeten, also 12 x 9 = 108.

- ◎ In Indien wird seit 3.000 Jahren das Sternensystem in 27 Gruppen mit je 4 Teilen eingeteilt – also in 108 Teile.

- ◎ Die alten Geheimlehren der Inder, die »Upanishaden«, bestehen offiziell aus 108 einzelnen Texten, ebenso gibt es 108 Purana-Texte.

- ◎ Das Sanskrit-Alphabet besteht aus 54 Silben, jede hat eine weibliche und eine männliche Seite, also 108.

- ◎ Shiva tanzt als Nataraj (Tänzer) seinen göttlichen Tanz in 108 verschiedenen Varianten.

- ◎ Im Ayurveda gibt es 108 Marmapunkte; das sind besondere vitale Körperstellen, in denen Lebensenergien zusammenfließen. Sie entsprechen auch etwa den 108 Druckpunkten, die es in manchen asiatischen Kampfkünsten gibt.

- Bekannt sind 108 Yoga-Begriffe, zum Beispiel »Atman«, »Maya«, »Bhakti«, »Karma«, »Hatha« usw.

- In Tibet werden einer Frau zur Hochzeit 108 Zöpfe geflochten.

(aus Vedanta & Yoga)

Genug an Zahlen? Mich faszinieren sie!

Spezielle Lehren sagen, es braucht keine höhere Zahl als 108, denn in diesem Bereich vibriert die gesamte Harmonie des Lebens. Man könnte die Beschränkung auf einen bestimmten Zahlenbereich als eine Einschränkung der Vielfalt empfinden. Wer aber die fraktale Geometrie und hier speziell das sogenannte »Apfelmännchen« (siehe Benoît Mandelbrot) betrachtet, findet hier nur Zahlen zwischen 0 und 1. Ist die Zahl kleiner als null, wird ein schwarzer Punkt gesetzt, ist die Zahl größer als null, wird ein weißer Punkt gesetzt. Das gesamte Farben- und Musterspektrum ist also in der fraktalen Geometrie im Zahlenraum zwischen 0 und 1 abgebildet.

Man könnte glauben, dass größere Vielfältigkeit einen größeren Zahlenraum braucht. Dem ist nicht so. Google doch mal »Apfelmännchen« oder »Mandelbrot« oder »Fraktale« und lass dich von der Schönheit und Faszination dieses Zahlenspiels überraschen.

Auch Singen tut gut

Also, das Chanten von Mantras macht Freude, erhöht die Schwingungsfrequenz im Körper und wirkt selbstheilend. Aber auch Singen tut gut, vor allem, wenn aus Freude gesungen wird, ohne Anspruch auf Perfektion.

Beim Singen werden die Atemzüge tiefer und damit ruhiger und gleichmäßiger, was sich beruhigend auf den Herzschlag auswirkt. Und wer beim Singen mit dem Zwerchfell atmet (Bauchatmung), stärkt nicht nur seine Lunge, sondern bringt gleichzeitig das Herz-Kreislauf-System in Schwung.

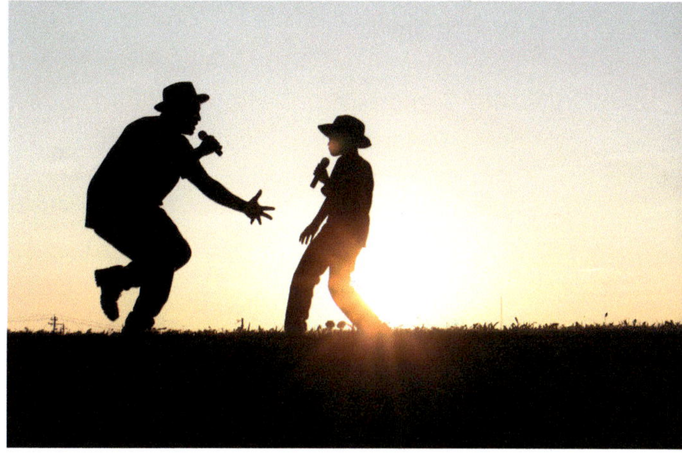

- Der Wiener Musikpsychologe Thomas Biegl hat herausgefunden, dass schon nach wenigen Minuten des Singens Glückshormone strömen. Die Produktion des Stresshormons Adrenalin wird gedämpft und die Sauerstoffversorgung der Organe verbessert. Das steigert das Wohlbefinden – eh klar!

- Der Musikwissenschaftler Gunter Kreuz hat den Einfluss des Singens auf bestimmte Immunwerte untersucht. Er nahm Speichelproben von Chorsängern und verglich die Werte mit Menschen, die eine Stunde lang nur Musik gehört hatten. Das Ergebnis: Die aktiven Sänger besaßen mehr Immunglobulin A im Speichel als die passiven Musikgenießer. Immunglobulin A schützt die Schleimhäute vor dem Eindringen von Krankheitserregern und aktiviert die körpereigenen Abwehrkräfte.

- Ein weiterer Musikwissenschaftler, Karl Adamek, hat in mehreren Langzeituntersuchungen nachgewiesen, dass singende Menschen lebensfroher, ausgeglichener und zuversichtlicher sind. Und wenn man beim Singen in Übereinstimmung, in Resonanz mit seinem Lied ist, fühlt man sich wohl, der Körper frohlockt, die Zellen tanzen.

- Die Untersuchungen einer schwedischen Forschergruppe in den 1990er-Jahren mit mehr als 12.000 Menschen aller Altersgruppen ergab, dass Mitglieder von Chören und Gesangsgruppen eine signifikant höhere Lebenserwartung haben als Menschen, die nicht singen.

Übung

Setze dich bequem hin. Vielleicht magst du deine Augen schließen. Lenke deine Aufmerksamkeit in dein Herz und singe 1 bis 3 Minuten lang den Laut »Aaaaaaa«. Dein Herzchakra ist mit diesem Laut verbunden. Fühle einfach die Auswirkung!

Geschichte der Meditation

In allen Kulturkreisen der Welt gibt es das Wissen, dass Spiritualität und Meditation ein zentraler Bereich der menschlichen Erfahrung ist. In der westlichen Zivilisation ist dieses Wissen sehr wohl tief verwurzelt. Leider stehen aber in der heutigen Gesellschaft der Konsum, materielle Leistung und technische Entwicklung im Vordergrund. Gott sei Dank nehmen Meditationspraktiken mehr und mehr zu.

Manche sagen, dass die Meditation bereits von den Jägern und Sammlern praktiziert wurde, wenn sie sich um das Feuer sammelten und in die Flammen starrten. Eine der ersten Abbildungen eines meditierenden Menschen im Lotussitz fand man in Pakistan, sie soll vor 10.000 Jahren entstanden sein.

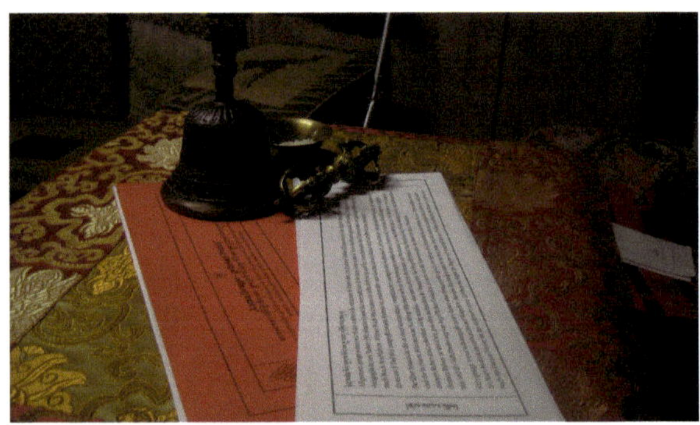

800 v. Chr. nahmen die ersten indischen Schriften, zum Beispiel die Upanischaden, schon Bezug auf Meditation. 500 v. Chr. wurde der Buddhismus und damit auch die Meditation – von Indien ausgehend – zu einer großen Bewegung. In Ostasien, wie China, Japan, Korea oder Thailand, waren meditative Praktiken lange vor der christlichen Epoche verbreitet, ebenso in Tibet, das im 8. Jahrhundert n. Chr. buddhistisch wurde.

Auch in der Kabbala, der mystischen Tradition des Judentums, wird Meditation seit mehr als 1.000 Jahren praktiziert. In der islamischen Welt schreibt man sie den Sufis zu, die zum Beispiel einen der Namen Gottes mantraartig wiederholten, ebenso wie bei der Mantra-Praxis im Hinduismus und Buddhismus.

Was die christliche Tradition betrifft, so wurde eher das meditative Vorlesen christlicher Texte als Meditation betrachtet. Mit der Entwicklung des Mönchswesens hielten auch einige meditative Techniken Einzug in das frühchristliche Klosterleben. In den orthodoxen Kirchen wurden Herzensgebete mantraartig wiederholt, und von der römisch-katholischen Kirche kennen wir den »Rosenkranz«.

Im 20. Jahrhundert fand die Meditation im Westen dann größere Verbreitung – beeinflusst zum Beispiel durch den großen indischen Yogi Paramahansa Yogananda und seinem Kriya-Yoga, aber auch durch den buddhistischen Mönch Thich Nhat Hanh, der die Zen-Meditation und das Achtsamkeitstraining im Westen etablierte und ein Zentrum in Frankreich eröffnete. Eines der schönsten Bücher von Paramahansa Yogananda heißt »Autobiographie eines Yogi«. Ich kann es von ganzem Herzen empfehlen, es ist zeitlos! Und die vielen Bücher von Thich Nhat Hanh ebenso.

Als die Beatles 1967 Maharishi Mahesh Yogi in Indien aufsuchten, nahm dessen »Transzendentale Meditation« im Westen einen Aufschwung. Der indische Arzt Deepak Chopra entfachte durch seine Bücher das Interesse an Meditation bei vielen Menschen im Westen. Infolge der chinesischen Invasion in Tibet in den 1950er-Jahren mussten viele Mönche in den Westen flüchten; dadurch konnten sich aber auch der tibetische Buddhismus und die damit verbundenen Meditationslehren weit verbreiten.

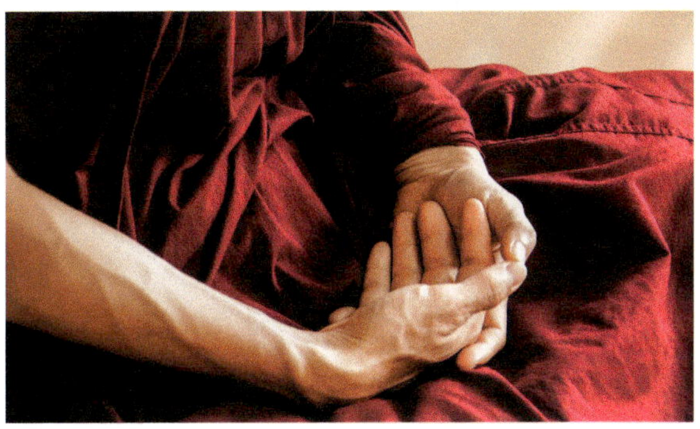

Viele von uns haben schon Meister aus mystischen, schamanistischen oder östlichen Traditionen getroffen und erkannt, was sie gemeinsam haben: Sie setzen sich mit ihren Freunden und Besuchern in aller Ruhe hin und geben Anweisungen, Methoden, Gebetsformeln oder Mantras, um den einen Zustand des inneren Friedens zu finden, von dem sie alle mit verschiedenen Worten sprechen. Die Erfahrung des inneren Friedens wird durch Meditation ermöglicht. Und dies in allen Kulturkreisen.

Dies sind die drei Schwerpunkte: Ruhighalten des Körpers – Fließenlassen des Atems und der Energien – eventuelles Chanten von Mantras oder Gebeten und Öffnen des geistigen Raumes, bis der große Frieden (und damit zugleich die große Freude) erscheint.

Ich persönlich habe meine Meditationserfahrung während meiner Reiki-Ausbildung begonnen und in jeder weiteren Ausbildung vertieft. Aus meiner eher strengen christlichen Erziehung, die mehr unter Zwang stattfand, konnte ich nicht viel in dieser Richtung mitnehmen. Durch meine Aufenthalte in den asiatischen Ländern, den Besuch vieler Ashrams sowie die Auseinandersetzung mit der Philosophie des Hinduismus und vor allem des Buddhismus habe ich die Meditation mehr und mehr schätzen und lieben gelernt.

Zu Beginn glaubte ich, dass ich mich täglich mindestens eine Stunde meditativ hinsetzen müsse – und ich bekam jedes Mal ein urschlechtes Gewissen, wenn ich es nicht schaffte. Heute gehe ich viel entspannter mit meiner Meditationspraxis um; ich flechte die Übungen ins tägliche Leben ein, wann immer Raum dafür da ist, und genieße sie.

Meine Hauptpraxis entspringt dem Dzogchen, einer Form des tibetischen Buddhismus: Dabei werden die Meditationstexte und Mantras gesungen oder geistig rezitiert. Und nachdem ich einige Monate des Jahres in Asien lebe, habe ich oft Gelegenheit, an den Meditationen und Pujas der Mönche in buddhistischen Klöstern teilzunehmen.

Positive Auswirkungen der Meditation

Schon seit Tausenden von Jahren wissen Menschen aus den verschiedensten Kulturkreisen, wie gut sich Meditation auf Körper und Geist auswirkt. Lange Zeit wurde Meditation in die »Esoterik-Ecke« geworfen, wo sie nicht hingehört. In den letzten Jahren allerdings hat sie sich auch bei uns »Westlern« als effektives Entspannungsverfahren etabliert. Und immer mehr Wissenschaftler entdecken die faszinierenden Auswirkungen auf Körper und Geist. So halten Meditationstechniken in Europa und den USA auch Einzug in den Klinikalltag. Sie werden begleitend bei der Behandlung verschiedener Krankheiten eingesetzt.

Auch in einzelnen Schulen werden Meditation und Achtsamkeitstraining als sinnvoll erkannt und oft sogar als Pflichtfach angeboten, in Englands Schulen zum Beispiel, die damit auf die steigende Zahl von Kindern und Jugendlichen reagieren, die bereits im jungen Alter Antidepressiva einnehmen müssen.

Meditation und Selbstheilungskräfte

Regelmäßiges Meditieren stärkt das Immunsystem, senkt den Blutdruck, entlastet Herz und Kreislauf und lässt uns besser schlafen, da mehr Melatonin produziert wird. Meditierende verhalten sich auch im Alltag viel achtsamer, entspannter und fallen nicht so schnell in emotionalen Stress. Meditation senkt den Cholesterinspiegel und vermindert Migräne-Attacken. Warum? Beides hat mit Stress als Auslöser zu tun – ja, auch ein hoher Cholesterinwert, für den nicht nur »ungesunde« Fette in der Ernährung verantwortlich sind.

Meditation und der Alterungsprozess

Mit dem Alter nimmt die Dichte im präfrontalen Cortex der Großhirnrinde ab. Nicht so bei Meditierenden: Da kann die Großhirnrinde sogar bis zu 5 Prozent dicker werden. Auch die kognitiven Fähigkeiten, die im Alter meistens nachlassen, können durch regelmäßige Meditation gestärkt werden. 20-minütige Meditationsübungen über vier Tage genügen schon, damit sich kognitive Fähigkeiten wie Aufmerksamkeit und

Konzentration deutlich verbessern. Meditation verlangsamt also den Alterungsprozess.

Meditation und Emotionen

Mönche sind bekannt für ihr heiteres, glückliches Gemüt. Diese optimistische Einstellung hat viel mit dem limbischen System zu tun, dem sogenannten »emotionalen Gehirn«: Es wird durch Meditation positiv beeinflusst, weil mehr Serotonin produziert wird, was viele Formen der Depression verhindert. Meditation hilft bei der Kontrolle und Regulierung negativer Emotionen und vermindert Angstgefühle.

Meditation liefert Energie

Wenn der fünfte Espresso bei dir noch immer keine Wirkung zeigt, solltest du umdenken. Ein meist stressbedingter Mangel an Energie ist in unserer Gesellschaft leider nicht selten. Wenn du abends kaum zur Ruhe kommst, weil sich die sorgenvollen Gedanken in deinem Geist überschlagen, solltest du eine kurze Abendmeditation in Betracht ziehen. Dadurch beruhigt sich das Nervenkostüm, Stress wird abgebaut, und du kannst am nächsten Morgen mit frischer Energie in den Tag starten.

Meditierende beobachten ihren Körper, lassen ihre Gedanken vorbeiziehen und nehmen ihre Gefühle wahr. So ist es leichter, Abstand zu gewinnen, selbst größere Gemütsschwankungen gelassen zu betrachten und in aller Ruhe auf Neues zuzugehen. Ein klarer Geist erkennt besser, welche Arbeiten wirklich wichtig sind und welche man auslassen oder verschieben kann. Beim Meditieren findest du Glück in dir selbst, im eigenen Sein. Was braucht es mehr?

Es gibt viele Möglichkeiten, die uns in einen meditativen Zustand bringen: Stillemeditation, Atemmeditation, Gehmeditation, Achtsamkeitsübungen, Mantras – laut oder geistig gemurmelt, Gewahrsein der Gedanken, Beten, Yoga, geführte Meditationen (wie wir sie auch bei PranaVita praktizieren), Nichttun, Ruhe usw.

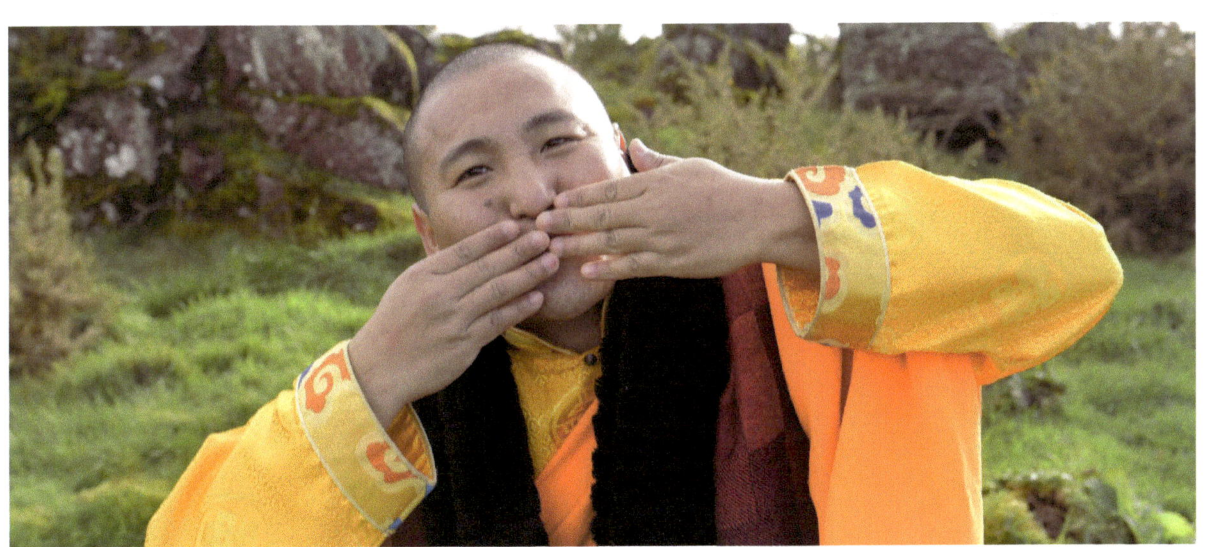

Schamanische Reinigungstechniken und Don Agustin Rivas

Bei einer PranaVita-Behandlung wird die Aura sorgfältig von allen verschmutzten und blockierten Energien gereinigt. Wir können uns aber auch bewusst machen, dass die Elemente selbst unsere Aura reinigen – was im Alltag gut und schnell anwendbar ist. Es ist wiederum eine Sache des Bewusstseins: Diese Möglichkeiten der Aura-Reinigung funktionieren gut, wenn du auf die Wirkung vertraust.

1. Stelle dir vor, wie Wasser deine Aura reinigt, wenn du unter der Dusche oder unter einem Wasserfall stehst oder im Regen spazieren gehst.

2. Wenn **Wind** aufkommt, freue dich und denke daran: Aura-Reinigung gratis! Oder spiele mit ihm, wie es Kinder tun. Breite deine Arme aus und genieße es, wenn der Wind kräftig bläst und deinen Körper berührt.

3. Über die heilende Wirkung von **Klängen und Tönen** haben wir schon gesprochen. Klänge von Zimbeln, Rasseln, Klangschalen, Trommeln usw. können die Aura reinigen, aber auch Töne der menschlichen Stimme, wie es die Soundhealer machen.

4. Nimm ein **Rauch-Bad** zum Reinigen der Aura: Hülle deinen Körper in den Rauch von Sandelholz, Lavendel, Salbei oder Weihrauch. Räucherstäbchen sind hier hilfreich.

5. **Salzbäder** wirken Wunder und reinigen unseren Energiekörper perfekt. Gib in dein Badewasser 1 bis 2 Hände voll gutes Meersalz und bade darin. Falls du keine Badewanne hast, dusche dich wie gewohnt mit einer »gesunden« Seife; danach reibe deinen Körper mit gutem Meer- oder Steinsalz ein, lass es etwa 1 Minute einwirken, dann dusche es ab. Du wirst dich wie neugeboren fühlen.

Die Aura-Reinigung mit Salzwasser empfehlen wir auch unseren PranaVita-Anwendern, weil sie mit vielen kranken Energien in Berührung kommen. Ebenso den Menschen, die in Krankenhäusern arbeiten, in Schulen, in großen Einkaufszentren usw.: Sie sind vielen Energien ausgesetzt, nicht immer guten.

Schamanische Reinigungstechniken

Vielleicht hast du schon mal im Fernsehen gesehen, wie Schamanen und indigene Völker die Aura reinigen. Die Reinigung des Energiekörpers zählt zu den alten schamanischen Techniken. Sie verwenden dazu Zweige mit Blättern und machen damit nach unten ableitende Wischbewegungen um den ganzen Körper eines kranken Menschen herum.

Manche Schamanen saugen aus dem Körper der Hilfesuchenden die kranke Energie, um sie danach auszuspucken, oder sie blasen sie weg – wie mein Schamanenlehrer Don Agustin Rivas. Mir persönlich ist da unser »Blackball« lieber (siehe »Die PranaVita-Methode«), denn ich möchte die verschmutzte Energie anderer Menschen nicht in meinem Mund haben.

Don Agustin Rivas, der Meisterschamane

Ende der 1980er-Jahre durfte ich meinen lieben Freund Christian in die Südsteiermark begleiten, um an einer schamanischen Heilzeremonie teilzunehmen. Sie wurde vom Meisterschamanen und Heiler Don Agustin Rivas geleitet, dem Musikanten unter den Schamanen im peruanischen Amazonas. Diese Zeremonie war ein Highlight in meinem Leben. Ich erlebte, was mit schamanischer Energiearbeit möglich ist.

Die Zeremonie fand in einem großen, leeren und vollkommen abgedunkelten Raum eines Bauernhofes statt. In der Mitte stand ein großer Tisch, die Mesa, mit allen möglichen Musikinstrumenten und Ritualgegenständen. Die Teilnehmer saßen entlang der Wände, rund um die Mesa herum.

Als es dunkel wurde, reichte uns Don Agustin ein Gebräu aus verschiedenen Pflanzensäften aus dem Amazonas – seine mehrstündige Heilungsarbeit begann, und wir gingen auf die schamanische Reise. Don Agustin sang Gesänge aus dem Amazonas, spielte verschiedene Musikinstrumente und tanzte; damit lenkte er die Energien im Raum.

Die ersten paar Stunden ging es mir sehr gut – das innere Erleben war faszinierend und vertraut. Doch dann bekam ich heftige Magenschmerzen. Ich legte mir die Hände auf den Magen, atmete tief hinein, vertraute auf die Heilkraft der Urwald-Medizin und wollte unbedingt die Zeremonie überstehen, ohne mich übergeben zu müssen. Das gelang mir auch. Und mit dem Ende der »Reise« waren auch meine Magenschmerzen wie weggeblasen.

Am nächsten Tag telefonierte ich mit meinem Partner, der zu dieser Zeit in Norditalien lebte und nicht wusste, dass ich die Nacht bei einem schamanischen Ritual verbrachte. Er teilte mir mit, dass er am Tag davor sehr starke Magenschmerzen bekommen habe – so stark, dass er freiwillig in ein Krankenhaus ging. Dort wurden bei ihm Magengeschwüre diagnostiziert, und für den nächsten Tag wurde eine Operation festgesetzt. Doch siehe da, am nächsten Tag war von den Magengeschwüren nichts mehr zu sehen. Selbstverständlich wurde ich hellhörig und suchte das Gespräch mit Don Agustin. Er bestätigte, dass ich durch die Zeremonie – und weil ich eine starke energetische Verbindung zu meinem Partner hatte – dessen Magengeschwüre irgendwie »ausgeheilt« hatte. Nun war ich natürlich nicht mehr zu bremsen ...

Dies war der Beginn einer jahrelangen faszinierenden Zusammenarbeit mit Don Agustin Rivas. Ich organisierte in der Folge einige Zeremonien für ihn in Österreich, und 1993 war es dann so weit, dass ich ihn gemeinsam mit zwei Freundinnen im Amazonasgebiet in Peru besuchte, um mehr über die schamanische Heilungsart und die Heilpflanzen des Amazonas zu lernen. Eine meiner Begleiterinnen war Claudia, die jahrelang Assistentin von Don Agustin in Österreich war – selbst eine ausgezeichnete Schamanin. Im Lauf der Jahre folgten einige weitere Reisen nach Peru, ebenso in viele andere südamerikanische Länder. Aber meine erste Reise zu Don Agustin wird mir in lebhafter Erinnerung bleiben.

Ich – das erste Mal im Amazonas ..., Angst vor jedem Käfer und vor jeder Schlange. Wir landeten in Iquitos, dann fuhren wir per Boot einige Seitenarme des Amazonas entlang bis zum kleinen Dorf Tamshiyacu, dem Geburtsort von Don Agustin, in dem er viele soziale Projekte verwirklichte. Von dort ging es zu Fuß weiter bis zu Don Agustins Camp »Yushintaita«, das sich mitten im Dschungel befand. Für einige Wochen verabschiedeten wir uns also von der Zivilisation und von vielen Dingen, die wir gewohnt waren.

Ich, mit kniehohen Stiefeln unterwegs, um ja keinen Kontakt mit irgendwelchen Tieren zu bekommen, und schwitzend – die einheimischen Träger natürlich in Flipflops, und lachend. Heilfroh war ich, dass sie unser Gepäck trugen, mussten wir doch über Baumstämme jonglierend einige Bäche überqueren und schwierige Dschungelwege bewältigen.

Nachdem wir im Urwald-Camp zwar unter einem Moskitonetz, aber trotzdem unter freiem Himmel nächtigen sollten, war mein Rucksack mit einigen schweren Amethysten gefüllt, die mich vor den Schlangen schützen sollten; so hatte man es mir zumindest in Österreich geraten. Die Kristalle habe ich im Amazonas gelassen, meine Ängste auch.

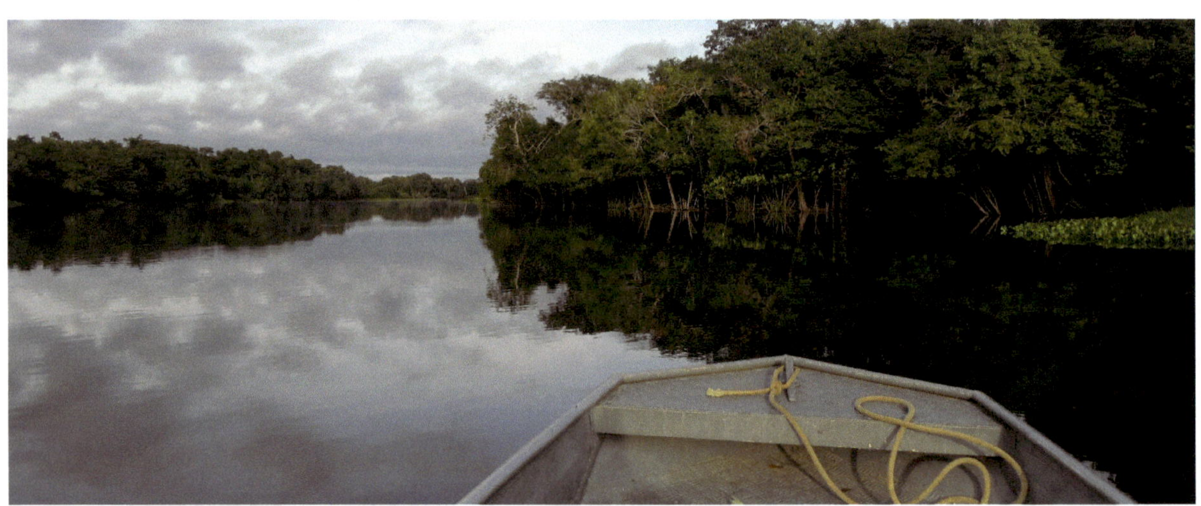

Der Aufenthalt im Camp, einer Oase inmitten des Regenwaldes, war ein Erlebnis der besonderen Art. Bisher ungekannte Geräusche der imponierenden Natur und der Tiere ließen in den ersten Nächten keinen Schlaf aufkommen. Nach ein paar Tagen konnten wir schon gut entspannen, die Dschungelgeräusche integrieren sowie, an uralte Kraftbäume gelehnt, fein meditieren und die gelernten Übungen praktizieren.

Während langer Wanderungen durch den Dschungel erzählte uns Don Agustin vieles über spezielle Bäume, Lianen und Wurzeln. Ich hatte das Gefühl, dass es wirklich keine Krankheit gibt, gegen die nicht eine Pflanze gewachsen ist. Zu unseren Heilungsritualen gehörten die Nasenreinigung, Schlammbäder, welche die Haut tiefschwarz oder blau färbten, und natürlich die Heilzeremonien, die Don Agustin mit uns abhielt, dieses Mal mit Ayahuasca, respektvoll »Mutter aller Heilpflanzen« genannt. Dies ist eine Pflanze mit hohem Bewusstsein und kann bei manchen Menschen zu Visionen führen.

Der Schamanismus ist, neben »geistiger Heilung«, die älteste Heilweise – so alt wie die Menschheit. Dieser Weg – eine intensive Visions- und Heilungsarbeit – ist für jeden geeignet, der seine Gesundheit vollkommen verantwortungsbewusst in die eigenen Hände nehmen und/oder die tiefen Ursachen und Zusammenhänge seiner Erkrankung entdecken will, aber auch für jeden, der Antworten auf entscheidende Sinnfragen sucht und sich als Einheit aus Körper, Energie und Geist begreift.

Schamanen können den Hilfesuchenden nur dann erfolgreich zur Seite stehen, wenn sie Zugang zu ihrer authentischen inneren Kraft und Wahrheit gefunden haben. Dazu müssen sie mit den Elementen der Natur vertraut sein, die Hilfe geistiger Wesen aus allen Himmelsrichtungen aktivieren und die Heilpflanzen, auch jene mit bewusstseinserweiternder Wirkung, zu ihren Verbündeten machen. Dies ist ein mühevoller, oft gefährlicher und entbehrungsreicher Weg der inneren Kraftfindung.

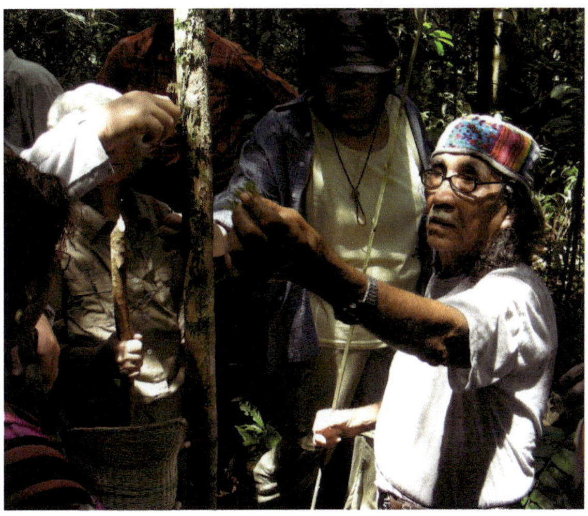

Don Agustin beschreibt es so, dass der angehende Schamane mutig in seine eigene innere Hölle hinabsteigen und unversehrt und gestärkt wieder daraus hervorkommen muss. Die gewonnene Kraft und Klarheit befähigt ihn dann, Menschen auf der Suche nach Heilung bzw. bei der Lösung sonstiger Lebensthemen erfolgreich zur Seite zu stehen.

Der eindrucksvolle Dokumentarfilm von Clemens Kuby »Unterwegs in die nächste Dimension« berichtet ebenfalls über das Wirken dieses peruanischen Schamanen höchsten Ranges. Ein großes Danke an Don Agustin Rivas Vasquez!

Weitere Zahlen: intergalaktisch und staunenswert ...

Hunderte Milliarden Galaxien sind bis heute in einem sich beständig erweiternden Universum entdeckt worden. Eine dieser Galaxien ist unsere etwa 13 Milliarden Jahre alte »Milchstraße« bzw. »Galaxis«, wie die alten Griechen sie nannten. Sie hat einen Durchmesser von etwa 100.000 Lichtjahren und enthält nach heutiger Schätzung zwischen 100 und 300 Milliarden Sterne.

Seit dem Beginn dieser Forschung erhöhen sich die Zahlen ständig. Einer dieser Sterne ist unsere Sonne mit ihren acht Planeten Merkur, Venus, Erde, Mars, Jupiter, Saturn, Uranus, Neptun. Unserem Pluto wurde 2006 sein Planetenstatus von der Wissenschaft aberkannt.

Am Äquator dreht sich die Erde um sich selbst mit einer Geschwindigkeit von ca. 1.600 km/h Richtung Osten. Wir sind dabei – und nehmen es nicht wahr, wie schnell wir unterwegs sind. Mit 100.000 km/h dreht sich die Erde um die Sonne. Mit 1 Million km/h dreht sich die Sonne um das galaktische Zentrum. 250 Millionen Jahre braucht die Galaxie, um sich 1 Mal um sich selbst zu drehen – dies nennt man ein »Galaktisches Jahr«.

Um eine Vorstellung zu bekommen, wie unvorstellbar groß der Raum zwischen den einzelnen Himmelskörpern ist, hier noch ein paar Zahlen:

Das Licht mit seiner Geschwindigkeit von 300.000 Kilometern pro Sekunde braucht 1 Sekunde zwischen Erde und Mond. 8 Minuten braucht das Licht der Sonne, um die Erde zu erreichen. Die räumliche Dimension unserer Galaxie, der Milchstraße, ist so groß, dass das Licht jener Sonne, die unserer Sonne am nächsten ist und Proxima Centauri heißt, 4½

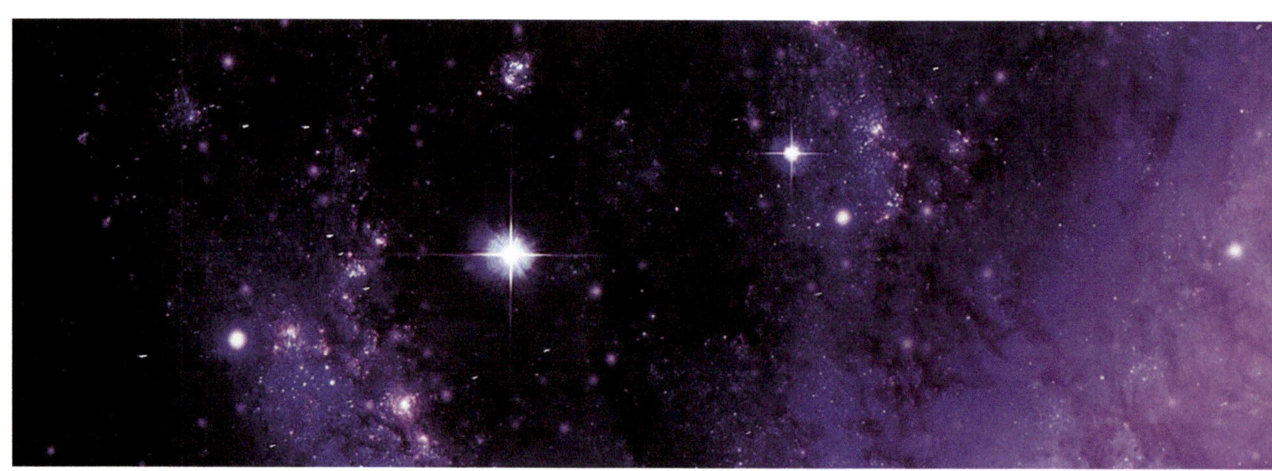

Jahre lang unterwegs ist, bis es zur Erde gelangt.

Und dann gibt es noch den intergalaktischen Raum, dessen Weite einfach unvorstellbar ist. Die Galaxie, die uns am nächsten ist, nennt man Andromeda-Nebel – das Licht von dieser Galaxie braucht 2,4 Millionen Jahre, bis es bei uns ankommt.

Diese unvorstellbaren Zahlen lösen bei mir Staunen und Faszination aus über die Größe und das Wunder unseres Universums. Und bedenke:

> Der Körper eines erwachsenen Menschen besteht aus mehr Zellen, als es Sterne in unserer Milchstraße gibt!

Quantenphysiker haben entdeckt, dass die scheinbare Festigkeit der Materie unseres Körpers eine Sinnestäuschung ist. Wir nehmen unseren Körper als Form wahr. Tatsächlich aber besteht er aus 99,99 Prozent Raum – Leerheit sozusagen. Um sich den Abstand zwischen zwei Atomen vorstellen zu können: Ein Fußball (sprich: Atom) ist in Wien, der zweite in München – dazwischen leerer Raum. Ebenso viel Raum ist auch im Inneren eines jeden Atoms. Was an sogenannter fester Materie noch übrig bleibt, sind 0,01 Prozent.

Und eine weitere interessante Zahl: 1 Million Mikroorganismen teilen sich 1 Milliliter Meerwasser. Ist das Leben nicht auf allen Ebenen faszinierend und vollkommen?!

(Aus »PranaVita – Pfad der Liebe«)

Stress, lass los!

Stress ist ein so herausragend wichtiges Thema in unserer heutigen modernen Welt, dass wir es in der PranaVita-Ausbildung des Öfteren behandeln. Stress ist normalerweise unsere Reaktion, wenn wir uns dem Umfeld anpassen, das uns mental, emotional und physisch in Mitleidenschaft zieht. Gefahr, tragische Ereignisse, Geldnot, emotionale Probleme und Druck bei der Arbeit, in der Schule oder in der Familie können Stress verursachen.

Heute weiß man sehr gut, dass zu viel Stress auf Dauer krank macht. Eine Stress-Situation löst eine Flut von Hormonen aus, unter anderem Adrenalin und Cortisol, die den Körper auf Hochtouren bringen: Das Herz schlägt schneller, der Blutdruck steigt, der Atem wird flach, gepresst und unregelmäßig, die Muskeln spannen sich an – manchmal wird auch der Blick starrer, und Schweiß bricht aus.

Stress ist nicht grundsätzlich gefährlich. Er wird erst dann zu einem gesundheitlichen Risiko, wenn er zu einem belastenden Dauerzustand geworden ist. Langzeitstress öffnet Tür und Tor für alle möglichen schweren Erkrankungen.

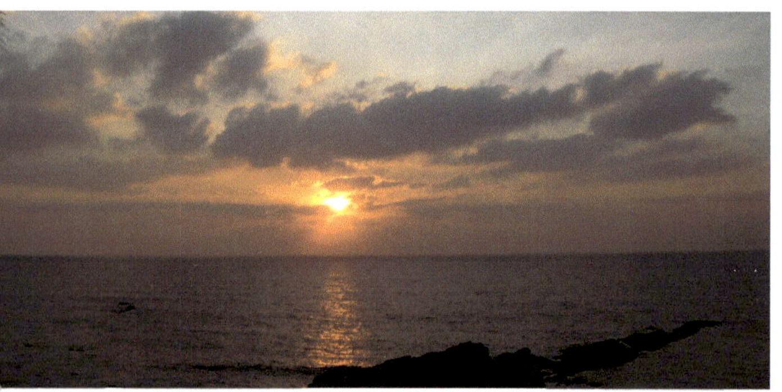

Einige Auswirkung von chronischem Stress auf den Körper:

- ◎ Vermehrter Knochensubstanz-Verlust
- ◎ Abnahme der Muskelmasse – dafür mehr Fettbildung und schnelle Gewichtszunahme
- ◎ Schwächung des Immunsystems und des Gedächtnisses
- ◎ Beschleunigung des Alterungsprozesses
- ◎ Kopfschmerzen
- ◎ Bluthochdruck, Herzerkrankungen
- ◎ Schlaflosigkeit
- ◎ Psychische Probleme u.v.a.

Wissenschaftliche Erklärungen zu Stress sowie Stressmodelle gibt es viele; das ist nicht Thema dieses Buches. Auf zwei Punkte reduziert: Kurzzeit-Stress bringt uns zum Handeln, es ist ein gesunder Handlungsmechanismus – nach der Handlung löst sich der Stress wieder auf. Langzeit-Stress oder chronischer Stress, der lang bestehen bleibt, hat einen negativen Einfluss auf uns und kann Krankheiten verursachen.

Burn-out oder »Ausgebranntsein«, ein Zustand emotionaler und physischer Erschöpfung, wird durch lang anhaltenden Stress verursacht. Ein Burn-out entsteht nie über Nacht; er erfolgt in mehreren Stadien und kann in lebensgefährlichen Krisen enden.

Es ist nicht so leicht, sich der Stress-Energie zu entziehen, die an vielen Arbeitsplätzen, in Schulen, aber auch in Familien präsent ist. Das Wort »Stress« alleine macht ja schon Stress – und es ist in jedermanns Munde. Ich vermeide dieses Wort in meinem Leben.
Ich habe viele »Aufgaben«, aber keinen »Stress«. Ich habe für mich beschlossen, dass Stress nichts bringt: Keine Arbeit geht schneller, keine Arbeit wird besser erfüllt, die Beziehungen leiden, und wenn man krank ist vor lauter Stress, hilft das auch niemandem weiter.

Bewusst hervorgerufener Stress

Unser Gesellschaftssystem, TV und andere Medien erzeugen heute ganz bewusst viel Stress, weil wir dadurch leichter lenkbar und manipulierbar werden. Das muss man wissen. So viele Menschen trauen sich nicht mehr, zu Hause zu bleiben, wenn sie erkrankt sind, weil sie Angst haben, ihren Arbeitsplatz zu verlieren. Jeder Mensch ist sofort durch einen anderen ersetzbar – wenn er nicht funktioniert. Ist das menschenwürdig?

Also können und müssen wir in verschiedenen Situationen Nein zu Stress sagen. Selbst wenn es nur ein kraftvolles innerliches Nein ist – energetisch bewirkt es immer etwas. Laut Burn-out-Studien beginnt Stress immer damit, dass man nicht Nein sagen kann. Über die Nein-Kraft habe ich schon geschrieben (Kapitel »Selbstermächtigung«). Bevor ich nochmals kurz auf die NEIN-Kraft eingehe, hier ein paar hilfreiche Übungen gegen Stress.

Kleine Übungen zum Stress-Release

- Achte wirklich auf dich selbst und fang an, dich selbst zu lieben! Lerne Ja und Nein zu sagen – dir selbst zuliebe. Du darfst mehr an dich denken, mehr Mitgefühl mit dir selbst haben, dich abgrenzen, dir Raum geben – ohne Schuldgefühle! Dies ist wichtig für dich, für deine Gesundheit, deinen Körper, dein Bewusstsein und sogar für deine spirituelle Entwicklung.
- Wenn du dir darüber klar bist, dass Stress in deinem Leben unerwünscht ist, schalte den Fernseher aus, leg die Zeitung weg und mach einen Bogen um nervende Menschen in Beruf und Alltag.
- Erlerne PranaVita, das hervorragend geeignet ist, Stress und Burn-out in den Griff zu bekommen.
- Stress lässt sich weglachen – ausgiebiges, intensives Lachen ist heilsam!
- Weinen hilft zuweilen auch.
- Durch Körperübungen wird verbrauchte Energie und Stress-Energie ausgeschieden.
- Lege deine Hände auf deinen Oberbauch und atme einige Male entspannt in den Oberbauch ein. Sprich dabei: »Es geht sich alles leicht und locker für mich aus! Alles ist gut!«

Die Wichtigkeit des Nein-Sagens

Oft sagen wir zu Personen/Situationen Ja oder Nein, obwohl es uns ganz und gar nicht danach zumute ist. Dieses Verhalten wurde uns in der Kindheit anerzogen mit Sätzen wie: »Das kannst du doch nicht tun«, »Sei nicht so egoistisch!«, oder: »Sei doch ein wenig hilfsbereiter!«Wir haben gelernt, eigene Bedürfnisse und unser Wohlbefinden hinten anzustellen, um es anderen recht zu machen, brav zu sein, gelobt zu werden, geliebt zu werden.

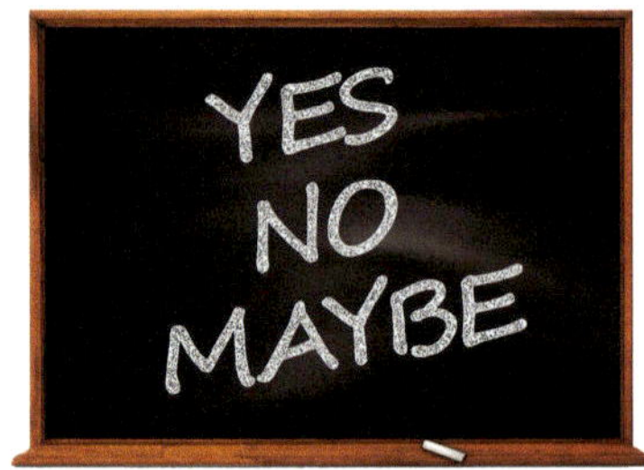

Bevor wir unüberlegt Ja zu etwas sagen: Innehalten – stopp – nachdenken!

- Warum mache ich diese Zusage? Welche Konsequenz hat die Zusage?
- Sage ich zu einem Teil von mir Nein, wenn ich hier Ja sage?
- Gut für mich – schlecht für mich? Wie geht es mir? Ja? Nein?

Konsequenzen des Nein-Sagens:

- Nein zu sagen zu anderen bzw. zu unerwünschten Situationen, bedeutet auch Ja zu sagen zu mir selbst.
- Ich tue das, was ich für richtig und wichtig halte. Selbstbestimmung statt Fremdbestimmung.
- Ich lebe und gestalte mein Leben aktiv mit, ich übernehme Verantwortung für mein Leben.
- »Einmal darüber schlafen« ist vor fast allen Zusagen oder Absagen möglich. Ich gewinne dadurch Zeit, um in aller Ruhe nachzudenken und eine richtigere Entscheidung treffen zu können.
- Je öfter ich die innere NEIN-Kraft verwende, umso mehr verändere ich mich. Und ziehe so – dem Gesetz der Resonanz folgend – seltener unerwünschte Zustände in mein Leben.
- Wenn ich mich klar abgrenze, reagiert mein Umfeld anders auf mich, als wenn ich mir alles gefallen lasse. Damit verschwindet die Opferrolle.

Übung: »Anti-Stress-Atem«

- Verbinde die Bauchatmung mit der NEIN-Kraft:
- Atme ein, denke an die Ursache deines Stressgefühls – halte den Atem kurz – dann atme den Stress langsam aus und sage geistig, aber bestimmt: »NEIN!« Halte den Atem wieder kurz an.
- Wiederhole den Ablauf für 2–3 Minuten.

Die Heilkraft der Stille

Die Welt ruht nicht. Laute Geräusche, Lärm in den Städten, Computer, Smartphones, Elektrosmog erzeugende, rauschende Geräte schlafen nicht. An einem ganz normalen Arbeitstag wirst du ohne Unterlass mit E-Mails, Anrufen und Nachrichten überhäuft. Alles wird immer lauter, schneller und greller. Es stresst. Wir fühlen uns unkonzentriert, erschöpft, niedergeschlagen. Es ist zu viel – viel zu viel. Alle Reize und Informationen – auch jene, die wir »nur« unterbewusst aufnehmen – müssen von unserem Gehirn verarbeitet werden. Doch für diese Reizüberflutung ist unser Gehirn nicht gemacht. Es stammt aus einer Zeit, als es noch Lagerfeuer unter einem faszinierenden Sternenhimmel und viel Stille gab.

Unsere Ohren sind 24 Stunden auf Empfang. Eine Auszeit vom Lärm des Alltags wirkt wie gute Medizin. Wir brauchen dafür nicht einmal ein Rezept, sondern nur einige Stunden, in denen wir auf »weitgehend lautlos« schalten. Auch moderne Forschungen zeigen, wie wichtig ein paar Minuten der Stille für jeden von uns sind: Laute Geräusche lassen unseren Blutdruck ansteigen und erhöhen das Risiko für Herzinfarkte; das Gehirn leidet darunter und damit auch die Fähigkeit, komplexe Dinge zu durchdenken, Entscheidungen zu treffen und Probleme zu lösen. Je lauter die Umgebung von Neugeborenen, desto nervöser und kränker sind die Babys.

Stille bewirkt das Gegenteil. Schon zwei Minuten Stille können uns deutlich entspannen, den Blutdruck senken, den Blutfluss im Gehirn stimulieren – und das sogar mehr als jede Entspannungsmusik. Der Stille-Modus steigert unsere Kreativität enorm, erlaubt uns zu fokussieren, lädt ein zur Kontemplation; wir erkennen leichter die Zusammenhänge in unserem Leben und können uns besser in andere Menschen einfühlen. »Aus der Stille werden die wahrhaft großen Dinge geboren«, schrieb einst der schottische Philosoph Thomas Carlyle.

Stille hat auch auf die uns umgebende Welt einen beruhigenden Effekt. Unsere eigene Ruhe kann andere beruhigen. Es erfordert Stärke, innezuhalten, wenn andere überaktiv sind. Und es braucht Mut, anders zu sein, gegen den Strom zu schwimmen. Aber unsere eigene Stille kann andere inspirieren, in ihre Stille zu finden.

**Ganz im Geheimen sprachen
der Weise und ich.**

**Ich bat ihn: »Nenne mir die
Geheimnisse der Welt.«**

**Er sprach:
»Schweige … und lass dir von
der Stille die Geheimnisse
der Welt erzählen.«**

Rumi

Gedankenstille finden

Viele spirituelle Lehrer empfehlen den Praktizierenden: »Geh in die Stille, verweile in der Stille« oder Ähnliches. Damit ist nicht nur der zeitweilige Rückzug von der lauten Außenwelt gemeint. Denn das Gegenstück der äußeren Geräusche ist die innere Unruhe des Denkens, der Gedankenlärm, der Lärm des Verstandes. Das Pendant zur äußeren Stille ist innere Stille – jenseits der Gedanken. Diese innere Stille ist hier in erster Linie gemeint.

Hast du schon einmal versucht, eine halbe oder eine Minute lang nichts zu denken? Dann weißt du, dass es fast unmöglich ist. So wie die Sonne ihre Strahlen hat, hat unser Geist seine Gedanken. Obwohl wir im Augenblick nichts denken möchten, produziert er doch immer neue Gedanken, wie auf einem Fließband: sorgenvolle Gedanken, hoffende Gedanken, unnötige Gedanken …

Woher kommen diese Gedanken? Wohin gehen sie? Das weiß man noch nicht. Aber sie sind da, jeder von uns kann sie klar wahrnehmen. Jeder Mensch bombardiert sich selbst täglich mit ca. 60.000 Worten und Gedanken; all dies spielt sich in seinem Geist ab. Wie viele von diesen 60.000 Gedanken sind wohl positiv und wie viele negativ? Bei vielen Menschen ist ein Großteil der Gedanken negativ, sie identifizieren sich leider auch mit ihnen – dementsprechend handelt dann das dadurch bedingte Bewusstsein. Hier beginnt man auch, bewusst und unbewusst, die Richtung und den Inhalt seines Lebens zu bestimmen. Gedanken sind eine große kreative Kraft.

Wenn der Gedankenlärm in unserem Geist stark ist, schneiden wir uns von unserer Intuition ab, von unserer »inneren Stimme«, die sehr leise zu uns spricht. Wir hören sie nicht mehr – sie wird vom Lärm unserer Gedanken überlagert. Dann handeln wir nur mehr aus unserem Verstand, aus unserem Kopf heraus. Das ist allerdings nicht die allerbeste Anleitung für unser Leben.

Nachdem wir aber unsere Gedanken nicht einfach abschalten können, können wir sie uns doch bewusst machen. Wenn wir uns bewusst sind, was in unserem Geist vor sich geht, können wir mit den Gedanken, die normalerweise in und aus unserem Geist fließen, richtig umgehen. Wir lernen dadurch, bewusst positive Gedanken zu kreieren, und vermeiden es, in negativen Gedankenschleifen zu verweilen.

Wir können also beeinflussen, was wir denken: Sobald Gedanken von Stress und Angst auftauchen, kannst du stattdessen an etwas Schönes denken, an etwas, das Freude und Glück in dir erzeugt, zum Beispiel an einen wunderschönen Sonnenaufgang oder an die liebevolle Umarmung deines Partners. Denke lange genug daran, dann wird ein erhebendes Gefühl in dir entstehen. Das wird nicht ewig halten, aber für den Moment ist es gut, und es öffnet die Tür für eine bessere Erfahrung.

Wenn wir uns unserer Gedanken bewusst sind, lernen wir auch, uns nicht mehr mit ihnen zu identifizieren. Nach dem Motto »Ich bin nicht meine Gedanken – ich habe Gedanken«. Und was noch wichtiger ist, wir können unsere Aufmerksamkeit auf die kurze Lücke zwischen den einzelnen Gedanken lenken, diese Lücke wahrnehmen und sie bewusst verlängern. Dann wird mit regelmäßiger Übung innere Stille, Gedankenstille entstehen. In der Zeit, in der man übt, ist kein Gedanke wichtig. Und keine Sorge, die wirklich wichtigen Gedanken, sie werden schon wieder kommen.

Diese Bewusstseinsübung, die Aufmerksamkeit auf die Lücke zwischen den Gedanken zu lenken, ist die Basis vieler östlicher Yoga-Traditionen: Durch diese sogenannte »Meditation auf die Leerheit« lernen wir, in der Stille zu verweilen und den einen oder anderen Gedanken wahrzunehmen, ohne von ihm beeindruckt zu werden. Nur in der Stille können wir uns der Verbindung mit dem Höchsten Bewusstsein oder Gott bewusst werden: »Sei still und erkenne, ich bin Gott!«

Stille beruhigt uns und erschließt uns einen kleinen Raum der Ruhe, der uns erlaubt, unseren Atem wahrzunehmen – oder überhaupt wieder durchzuatmen.

Als ich das erste Mal in meinem Leben aufgefordert wurde, die Stille zu üben, fuhr ich fast aus der Haut, so nervös wurde ich. Damals bereiste ich mit einer Freundin Thailand und hielt mich längere Zeit in Bangkok auf, um im Kloster Wat Pho die Traditionelle Thai-Massage (Nuad) zu erlernen. Parallel dazu wollte ich unbedingt in einem anderen Kloster Vipassana üben: Dazu gehört auch ruhig sitzen und still sein.

Die Traditionelle Thai-Massage habe ich spielerisch erlernt, die Sache mit dem Sitzen und der Stille war dagegen wirklich eine Herausforderung, die ich nicht lange durchhielt. Aber nachdem ich in meinen folgenden Ausbildungen und während meiner Aufenthalte in indischen Ashrams immer wieder mit Stille-Übungen konfrontiert wurde, wurde es von Mal zu Mal einfacher. Heute genieße ich es, zumindest einmal jährlich ein kurzes Schweige-Retreat zu machen oder mich in die Berge Nepals zurückzuziehen, um die äußere Stille zu genießen und die innere Stille zu üben.

Die folgende Übung kann dir helfen, den »Affen im Kopf«, den immer schnatternden Geist zu beruhigen. Nicht die Geduld verlieren – es dauert einige Zeit, bis der Geist ruhiger wird. Mache diese Übung nur für 1 Minute, dafür öfter am Tag, vor allem nach dem Aufwachen und vor dem Einschlafen.

Ich integriere diese wichtigen kleinen Übungen gerne in meinen Alltag und führe sie durch, wenn gerade nichts ansteht: wenn ich auf jemanden warte, wenn ich mit dem Auto im Stau stehe, wenn ich in der Badewanne liege, wenn ich die »spirituelle Liegepraxis« übe ... Es gibt viele Möglichkeiten.

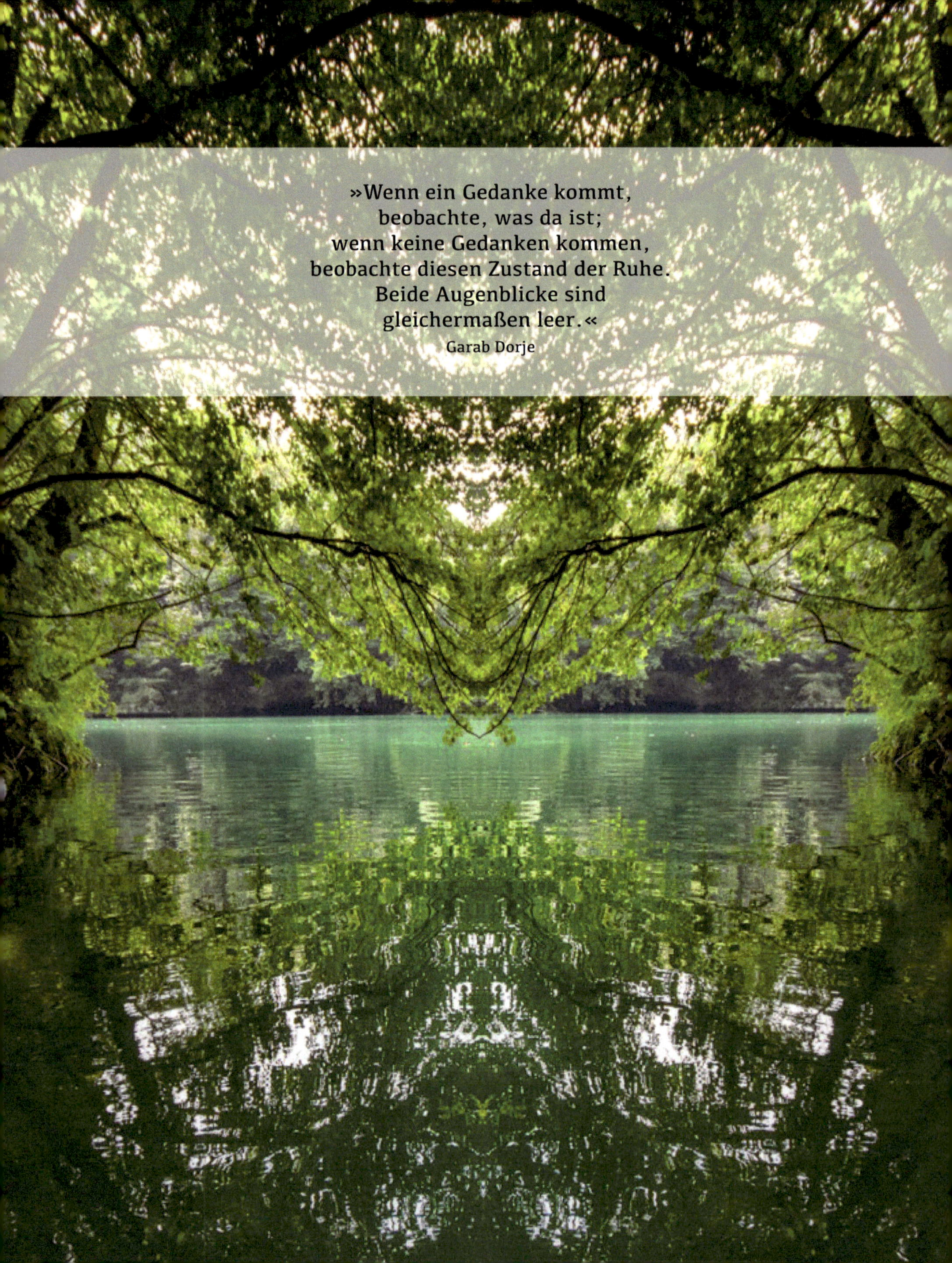

»Wenn ein Gedanke kommt,
beobachte, was da ist;
wenn keine Gedanken kommen,
beobachte diesen Zustand der Ruhe.
Beide Augenblicke sind
gleichermaßen leer.«

Garab Dorje

Übung

Wähle einen Punkt auf dem Boden oder einen Gegenstand vor dir, worauf du deine Augen fixieren kannst. Es ist wichtig, dass dein Blick sanft auf diesem Punkt ruht, ohne Anspannung. Möglichst wenig blinzeln. Ruhelose Augenbewegungen halten den Geist ruhelos und erlauben ihm, von einem Gedanken zum nächsten zu springen.

Während du dies tust, tauchen Gedanken in deinem Geist auf. Beobachte sie – und wann immer ein Gedanke auftaucht, nimm ihn wahr, gib ihm keine Bedeutung, lass ihn vorbeiziehen und sich auflösen. Hab keine Erwartungen und strenge dich nicht an. Wenn du magst, lenke dabei deine Aufmerksamkeit mehr auf die kurze »Lücke« zwischen den einzelnen Gedanken.

Spirituelle Liegepraxis

Stille-Übungen mögen dir wie »Nichtstun« erscheinen. Und ja, wir haben gelernt, »Nichtstun« sei nicht in Ordnung. Wenn wir nicht ununterbrochen tun und leisten, sind wir faul, passiv, es widerspricht unserer Arbeitsmoral. Anerkennung in unserer Gesellschaft bekommt man nur, wenn man ununterbrochen etwas tut. »Dieser Mensch ist so brav. Er arbeitet fleißig, Tag und Nacht, und auch am Wochenende.« So wird es gesagt. Aber stopp!

Hier wird etwas ganz Wichtiges vergessen. Nämlich die so wichtigen Ruhezeiten. 20 bis 30 Minuten pro Tag liegen und nichts tun, sitzen und nichts tun – das berühmte »Powernap« oder »Mittagsschläfchen«. Diese Unterbrechungen zwischen unseren Aktivitäten sind sehr wichtig. Dabei beruhigen sich unser Nervensystem und unser Geist; der Körper kann ganz von selbst Prana tanken.

Für unsere spirituelle Entwicklung sind die Zeiten der Ruhe und der Pause sowieso das Nonplusultra. Also, wenn du es dir das nächste Mal auf der Couch bequem machst und dabei nicht gestört werden willst, aber du hörst Worte wie: »Warum liegst du so faul herum? Hast du nichts zu tun?«, dann grenze dich entschieden ab und sag: »Oh nein, ich meditiere!«

Dieses einfache Nichttun kann unsere Welt verändern. Es ist das Gegengewicht zum Stress und zur Ruhelosigkeit, die wir täglich wahrnehmen. »In der Ruhe liegt die Kraft«, sagte schon der gute alte Konfuzius. Also – viel Freude beim Chillen!

Und eines ist sicher: Am schnellsten gelangt man in asiatischen Ländern wie Nepal, Indien oder Thailand in die Ruhe und Entspannung. Vorausgesetzt, man lässt sich auf diese Länder ein: Dort kann es sich so anfühlen, als werde man von 100 km/h automatisch und ohne eigenes Zutun auf 20 km/h zurückgeschaltet. Mir ist es so ergangen und vielen anderen ebenso.

Namaste, Indien!

Schwere Regentropfen fallen wie kleine Geschosse auf die Erde. Es ist, als ob der Himmel seine Schleusen geöffnet hätte. Monsun – die Regenzeit. Ich befinde mich in einem Bergdorf etwas außerhalb von Kathmandu und genieße dieses Schauspiel der Natur.

Meine Gedanken wandern zurück zu meinen ersten Monsun-Erlebnissen in Indien: In der zweiten Hälfte der 1980er-Jahre hatte ich mich gemeinsam mit einer Freundin zur ersten Indienreise aufgemacht. In den Jahren zuvor hatten wir China und Thailand bereist. Es war schon immer ein Traum von mir gewesen, Indien kennenzulernen. Nach unserer Ankunft in Mumbai, als ich an Lepra erkrankte Menschen am Straßenrand liegen sah, musste ich gleich eine Entscheidung treffen: Ertrage ich Indien oder fliege ich sofort wieder nach Hause …?

Solch krasse Zustände findet man heute in Indien nicht mehr vor. Dennoch erleben viele Reisende heute noch eine Art Kulturschock, wenn sie ihre Füße auf indischen Boden setzen.

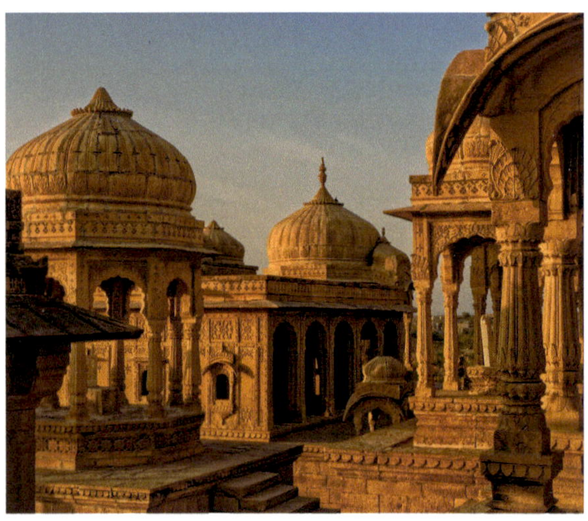

Mit unserem Rucksackgepäck, per Autobus und Eisenbahn bereisten wir einen großen Teil Indiens. Die West- und die Ostküste, den Süden und die Teeplantagen in Darjeeling, die großen Städte und viele kleine Dörfer. Wir tauchten in die Kultur Indiens ein, bestaunten viele Sehenswürdigkeiten, atemberaubende Tempel und heilige Stätten, prachtvolle Paläste ehemaliger Maharadschas, die Verbrennungsstätten in Varanasi, die Kamelmärkte in Rajasthan, aber auch die Slums in Kalkutta.

Da wir im Sommer reisten, kamen wir um den Monsunregen nicht herum. Es war ein unglaubliches Erlebnis, weil wir so etwas aus Europa nicht kannten. Die meiste Zeit des Tages war es heiß und die Sonne schien – bis plötzlich Wolken aufzogen; es wurde dunkel, ein mächtiger Sturm begann, und der Regen prasselte auf die Erde. Oft war der stürmische Regen so schnell da und so heftig, dass es uns nicht mehr gelang, einen Schirm aufzuspannen. Meistens dauerte dieses Ereignis nur 15–20 Minuten. Wir flüchtete dann in den Eingang eines Hauses oder unter ein Dach und warteten einfach ab.

Zuweilen wurden wir trotzdem patschnass – was wiederum kein Problem war, denn sobald das Ereignis vorüber war, strahlte wieder die Sonne und es war heiß, und die Kleidung trocknete sogar am Körper relativ schnell. Manchmal allerdings dauerte der Monsunregen lange an – zum Beispiel in Goa: Da konnten wir für 2 – 3 Tage unser Zimmer kaum verlassen. Sehr beeindruckend jedenfalls, so ein Monsun.Und Indien auch.

Danach verging kaum ein Jahr, in dem ich Indien nicht bereiste. Immer mehr rückte für mich dabei das Interesse an Indiens Spiritualität und den spirituellen Lehrern in den Vordergrund.

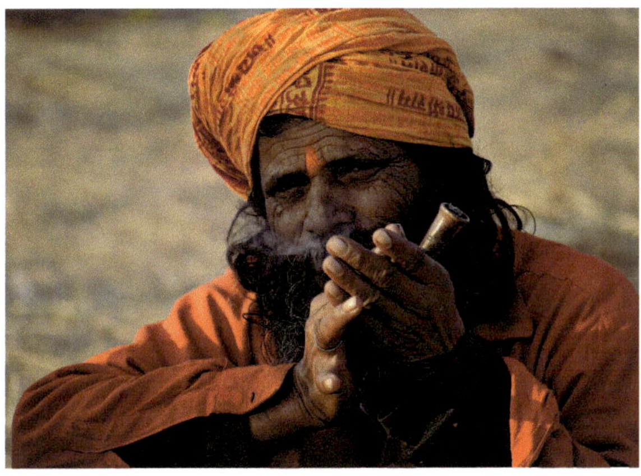

In Vrindavan, südlich von Delhi gelegen, soll einer der indischen Götter, Lord Krishna, seine Kindheit verbracht haben. Diese Stadt ist mit ihren 5.000 Tempeln eine der Haupt-Pilgerorte Indiens. Jede indische Gottheit hat ein Tier, das ihr zur Seite gestellt wird. Bei Lord Krishna, der einen Liebesaspekt symbolisiert, ist es die Kuh: Sie gilt in Indien als heilig und darf nicht geschlachtet werden.

Die Kuh ist ein Symbol der Sanftheit und gilt zu Recht als Lebensspenderin. Sie gibt den Menschen fünf heilige Produkte oder Gaben: das Ghee, den Mist, die Milch, den Urin (wegen seiner antiseptischen Wirkung) und das Lasshi, ein köstliches Joghurt-Getränk. Die Kuh zu ehren und zu achten, sie bis zum letzten Tag zu pflegen und sogar Altersheime für sie einzurichten, gilt als verdienstvoll für das nächste Leben. Das konnte ich in Vrindavan erleben – ich habe noch nie so viele glückliche Kühe gesehen.

Auf diesen Reisen konnte ich viele Ashrams (Meditationszentren mit spirituellen Lehrern/Gurus) besuchen: große und kleine, bekannte und im Westen kaum bekannte. Durch die Gurus, die ich dort traf, habe ich spirituelle Zugänge erfahren, die mir bis dahin verborgen geblieben waren. So durfte ich bei einigen Besuchen Sri Sathya Sai Baba in seinem Ashram in Puttaparthi begegnen. Täglich trafen dort mehrere Tausend Menschen zusammen, um in die Energie von Sai Baba einzutauchen.

Ammaji (Mata Amritanandamayi) habe ich in ihrem Ashram in Amritapuri/Südindien aufgesucht. Zu dieser Zeit war ihr Ashram noch klein und familiär. Ich durfte auch ihre Darshans in Chennai besuchen, an denen ebenfalls Tausende Menschen teilnahmen – und jeden Einzelnen von ihnen hat Ammaji umarmt. Das ist ihre Art, ihren Segen weiterzugeben. Ein erstaunliche Leistung.

Eine Reise führte mich nach Tiruvannamalai in den Ashram von Sri Ramana Maharsi am Fuße des heiligen Berges Arunachala. Nachdem dieser große indische Weise erkannte, dass seine wahre Natur »formlose innewohnende Bewusstheit« ist, zog er sich auf diesen heiligen Berg zurück und verbrachte dort den Rest seines Lebens. In Tiruvannamalai und ebenso in Puna hatte ich die Möglichkeit, John de Ruiter, einen kanadischen spirituellen Lehrer, zu erleben.

Dann besuchte ich Pondicherry, wo sich der Ashram von Sri Aurobindo befindet. Sri Aurobindo hatte eine spirituelle Gefährtin, die »Mutter« genannt wird. Sie initiierte in der Nähe von Pondicherry das Projekt Auroville, ein Grundmodell für gesellschaftliche Evolution unter göttlicher Führung. Inmitten von Auroville erhebt sich ein prächtiger sakraler Bau, das bekannte Matrimandir.

Den Osho-Ashram in Puna nahe Mumbai habe ich des Öfteren besucht. Es ist wohl der Ashram in Indien, der uns »Westlern« am meisten entgegenkommt. Dort leben viele Schüler Oshos aus der ganzen Welt, die verschiedenste Seminare geben. Ich lernte hier Feng-Shui. Die abendlichen gemeinsamen Meditationen und Video-Teachings von Osho waren der Höhepunkt des Tages. Osho, der sich Mitte der 1960er-Jahr auch „Bhagwan Shree Rajneesh" nannte, war eine faszinierende Persönlichkeit. Seine Bücher liebe ich; für mich sind sie hoch philosophische Werke, obwohl er sich selbst nie als Philosoph bezeichnete. Ich kann sie nur empfehlen.

Seit 1998 verbringe ich 1 – 2 Wintermonate in Goa und unterrichte dort PranaVita. Und es war in Goa, wo ich Mario Mantese kennenlernte. Er ist ein spiritueller Lehrer aus der Schweiz und wird von seinen Anhängern »Meister M« genannt. Mario Mantese machte einige Jahre lang für ein paar Wochen Urlaub in einer kleinen Ferienanlage in Colva, Südgoa. Bei unserem ersten Treffen ein einem kleinen Restaurant am Strand las ich gerade eines meiner Lieblingsbücher: »Leben und Lehren der Meister im fernen Osten«. Da kam ein Mann auf mich zu und sagte: »Wissen Sie, dass es diese Meister wirklich gibt? Ich habe auch ein Buch darüber geschrieben.« Und er drückte mir einen Zettel mit der Beschreibung seines Buches »Im Land der Stille« in die Hand. »Na ja«, dachte ich, »ein weiterer Schriftsteller, der Werbung für sein Buch machen will.« Zurück in Österreich besorgte ich mir das Buch, holte Informationen über Mario Mantese ein und besuchte viele Jahre lang seine Darshans in Deutschland und in der Schweiz. Schon wieder ein Buch, das mich zu einem meiner Lehrer geführt hat. In den Jahren darauf begegnete ich Mario Mantese noch einige Male in Goa, was mich sehr freute.

Zwei wichtige spirituelle Lehrer aus Indien leben übrigens in Deutschland: Mutter Meera und Paramahamsa Sri Swami Vishwananda. Beide führen einen Ashram in der Nähe von Frankfurt. Diese beiden Ahrams zu besuchen kann ein Erlebnis sein.

Haridwar und die indischen Yogis

Eine meiner Reisen führte mich in den Norden Indiens, nach Haridwar und Rishikesh. Davor verbrachte ich zwei Monate in Sri Lanka, wo es warm und sommerlich war. Von Delhi aus nahm ich mit einem Freund ein Taxi nach Haridwar. Es war eine Nachtfahrt – ich werde sie nie vergessen, denn noch nie in meinem Leben habe ich so gefroren: Es war Februar – von der Wärme Sri Lankas in den Winter Nordindiens.

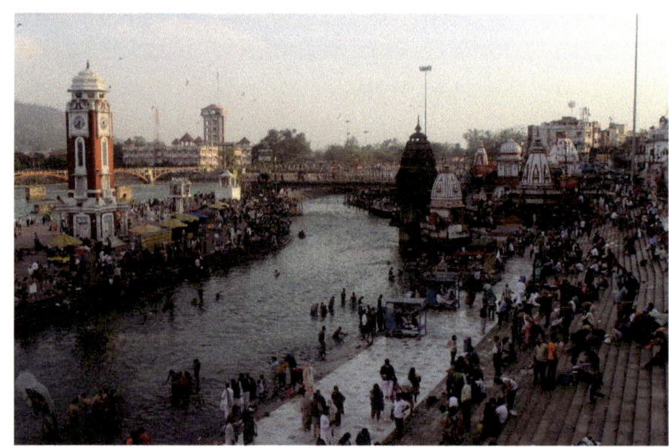

Haridwar ist eine der sieben heiligsten Städte der Hindus und bedeutet so viel wie »Tor zu Gott«, denn von hier aus fließt der heilige Fluss Ganges, aus dem Himalaja kommend, hinunter zu den Ebenen Nordindiens. Wir wollten die Kumbh Mela in Haridwar miterleben. Das einzige Hotelzimmer, das wir in Haridwar noch fanden, war feucht, klamm und kalt. Aber, was wir in den darauffolgenden Tagen erleben durften, entschädigte uns für alles.

Die Kumbh Mela ist das größte religiöse Fest der Welt. Hindus feiern es alle drei Jahre – immer abwechselnd in einer der vier Städte Allahabad, Haridwar, Ujjain und Nasik. Es dauert mehrere Wochen lang. Und alle 12 Jahre findet die ganz besonders große »Maha Kumbh Mela« statt. Dieses Mal war es eines der kleineren Feste – es waren »nur«" an die 20 – 30 Millionen Besucher und Pilger in Haridwar und den umliegenden Orten. Ufff! Eine Zeltstadt, größer als eine europäische Hauptstadt, wurde innerhalb weniger Wochen aus dem Boden gestampft.

Die Kumbh Mela wird schon seit Langem gefeiert. Die erste schriftliche Erwähnung stammt aus dem 7. Jahrhundert. »Kumbha« bedeutet »Krug«, Kumbh Mela ist also das »Fest des Kruges«. Seinen Namen verdankt es einer Überlieferung: Demnach sollen einst die Götter und Dämonen um einen Krug mit dem Trank der Unsterblichkeit gekämpft haben. Bei dem Streit sind vier Tropfen davon verschüttet worden, genau dort, wo später diese vier heiligen Städte entstanden.

Wann immer eine Kumbh Mela veranstaltet wird, kommen all diese vielen Menschen, um im heiligen Wasser des Ganges zu baden und so der Erlösung im Nirwana ein Stück näher zu rücken. Die Pilger steigen in den Fluss, tauchen einige Male unter und reinigen sich so von allem Schlechten. Und viele westliche Besucher kommen, um dieses Spektakel einmal mitzuerleben und in die Energie der »heiligen Männer« Indiens einzutauchen. So wie wir eben.

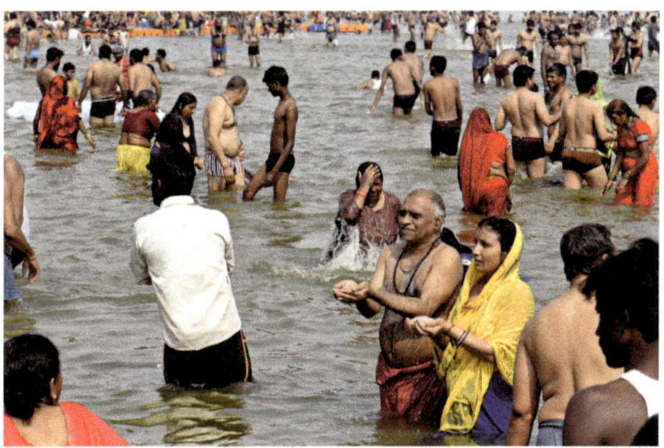

Bei einer Kumbh Mela treffen sich alle: die Gurus, die Swamis, die Sadhus, die Yogis, die Babas und die »Touris«. Viele der »heiligen Männer« leben so zurückgezogen, dass man sie nur alle drei Jahre während dieser Veranstaltung sieht. Manche haben durch ihr asketisches und meditatives Leben außerordentliche Fähigkeiten erlangt, die sie normalerweise nicht demonstrieren.

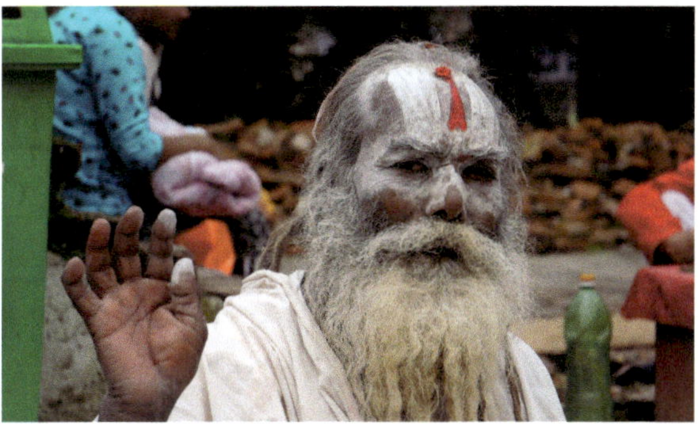

Hier, beim Fest des Kruges, jedoch schon. So haben wir einen Yogi gesehen, der ein dünnes Seil an einen mittelgroßen Lastwagen band; das andere Ende des Seiles befestigte er an seinem Penis. Dann zog er den Lastwagen die Straße entlang. Dass das Seil nicht riss, war ein Wunder – weiter wage ich gar nicht zu denken ...

Indien ist bunt, chaotisch und für westlich geprägte Menschen oft irritierend und faszinierend zugleich.

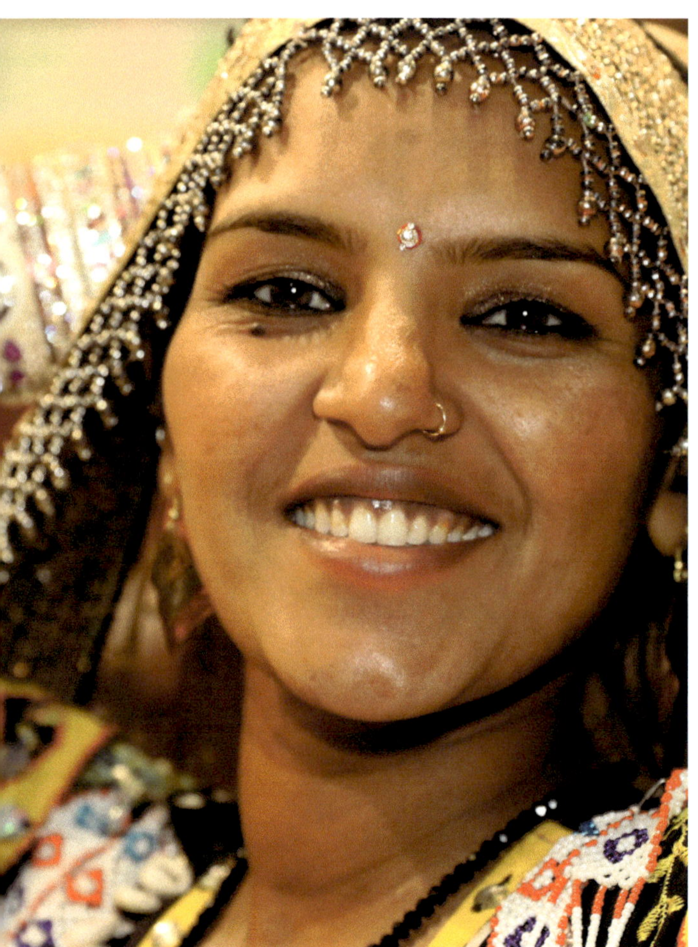

Das Geheimnis der Palmblätter

Indien ist das Land der Märchen und Wunder, der Geheimnisse und ungelösten Rätsel. Auf einer meiner Indien-Reisen Anfang der 1990er-Jahre wollte ich eines dieser Geheimnisse kennenlernen: die Palmblattbibliotheken. Insgesamt soll es sieben Hauptbibliotheken in Indien geben.

Ich entschied mich für eine in Bangalore und eine in Chennai. Was versteckt sich hinter diesem jahrtausendealten Orakel?

In einer Palmblattbibliothek werden Sammlungen von Palmblättern aufbewahrt, auf denen das vergangene, gegenwärtige und zukünftige Schicksal mehrerer Millionen Menschen in der altindischen Sprache Sanskrit oder in Alt-Tamil niedergeschrieben ist. Ein Blatt für jedes Leben. Den alten Lehren zufolge wurden die Urschriften in den Archiven von den sieben heiligen Rishis vor mehr als 7.000 Jahren niedergeschrieben: Diese sieben Rishis besaßen machtvolle spirituelle Fähigkeiten, die sie genutzt haben, um in der kosmischen Akasha-Chronik, dem Weltgedächtnis, zu lesen und mehrere Millionen Lebensläufe von der Geburt bis zum Todeszeitpunkt auf Blätter der Stechpalme zu übertragen.

Ein Palmblatt wird in der Regel nach rund 800 Jahren brüchig. Ist ein Blatt alt, fertigen die wenigen Eingeweihten, die die altindische Sprache noch beherrschen, eine Abschrift der Botschaften an und ritzen sie auf ein neues Palmblatt. Jede Palmblattbibliothek wird von einem sogenannten »Naadi-Reader« oder Priester betreut; diese geben die Kunst des Palmblattlesens an ihre Söhne weiter. Das Lesen und vor allem das Interpretieren der Inschriften erfordert großes Wissen.

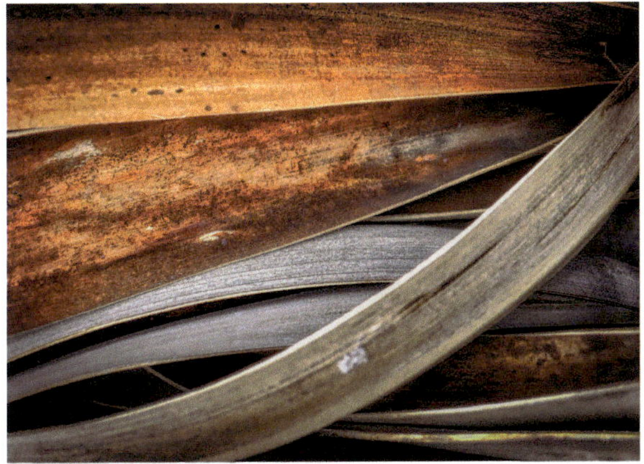

An die Palmblattbibliothek in Madras erinnere ich mich gut, weil wir fast nicht hingefunden hätten. Sie liegt irgendwo in einem Vorort von Madras, sodass wir unterwegs wohl hundert Mal fragen mussten, bis wir schließlich von Herrn Ramani, dem Naadi-Leser, begrüßt wurden. In Bangalore, der wohl größten Bibliothek, mussten wir einige Tage auf einen Termin warten.

Mein Begleiter und ich hatten vorsichtshalber immer einen Übersetzer dabei, weil man uns sagte, dass es nicht sicher sei, ob die Palmblattleser die Texte ins Englische übersetzen könnten. Wir mussten jedes Mal unseren vollständigen Namen und unser Geburtsdatum angeben, damit auch das richtige Palmblatt gefunden werden konnte. Die Lesung dauerte dann ungefähr eine Stunde. Ich kann mich gut erinnern, dass alle meine Erwartungen übertroffen wurden.

Doch wie lässt sich das Mysterium der Palmblattbibliotheken erklären? Ein möglicher Ansatz wäre folgender: Wir leben in der irdischen Dimension, die für uns auch die Erfahrung der »Illusion der Zeit« bereitstellt. Darüber hinaus gibt es eine zeitlose Dimension des allerhöchsten All-Bewusstseins, in der gewissermaßen alles in einem ewigen oder zeitlosen Jetzt als eine Art Information vorhanden ist. Die heiligen Rishis könnten demnach die Fähigkeit erlangt haben, die Qualität der zeitlosen Information über einen Menschen als Meilensteine in dessen Leben zu beschreiben.

Die Überlieferung erzählt, dass die Rishis diese Gabe hatten und sie nutzten, um anderen Menschen auf ihrem Lebensweg zu helfen. Da die Menschen aber immer mehr in den Materialismus versanken, zogen sich die Rishis nach Shambala zurück, einem mythologischen Königreich, zu dem Normalsterbliche keinen Zutritt haben. Vor ihrer Abreise von der Erden-Ebene haben sie allerdings der Menschheit all ihre Aufzeichnungen hinterlassen. Die Palmblätter sollten die Menschen, die nach der Wahrheit suchen, begleiten und in ein erfülltes Leben führen.

Aufmerksamkeit – Achtsamkeit – Urgrund des Geistes

Auf der geistige Ebene gibt es drei verschiedene Instanzen: Die erste Instanz hat mit unserem Alltagsbewusstsein zu tun und ist gut beschrieben mit dem Begriff »Aufmerksamkeit«. Wenn wir im Alltag etwas tun, ist es von Vorteil, die Tätigkeit aufmerksam auszuführen. Es gibt dann ein Außen, ein Objekt. Wir widmen unsere Aufmerksamkeit dem äußeren Objekt, dem äußeren Umstand.

Die zweite Instanz, die weniger bekannt ist, über die wir aber schon immer verfügen, ist die Dimension der sogenannten »Achtsamkeit«. Während sich die Aufmerksamkeit dem Außen widmet, richtet sich die Achtsamkeit nach innen. Dank dieser inneren Achtsamkeits-Instanz können wir uns als aufmerksam handelnden Menschen beobachten; man nennt diese Instanz deshalb auch oft »den Beobachter«. Der aufmerksam Handelnde kann diese Instanz nicht erkennen, weil die Aufmerksamkeit nach außen gerichtet ist, während die beobachtende Instanz im Innen ruht und sowohl die äußere Handlung als auch die begleitenden Gedanken und Gefühle wahrnimmt.

Um mit dieser innewohnenden und bereits vorhandenen Dimension des Geistes in uns in Kontakt zu treten, mit ihr vertraut zu werden und uns darin zu beheimaten, müssen wir uns mithilfe der Meditation zuerst zur Ruhe bringen. Hinsetzen – den Körper beruhigen – sich nicht viel bewegen, damit die äußere Bewegung einmal aufhört – und dann nach innen schauen. Wenn wir dabei die Augen schließen, werden wir feststellen, dass viele Gedanken auftauchen – zu Beginn dieser Praxis noch mehr als üblich, weil die aktive Außenaufmerksamkeit bewusst ausgesetzt wird. Unser innerer Beobachter kann nun jeden einzelnen Gedanken sehr gut wahrnehmen – wann er kommt, wann er wieder geht und dass es zwischen den Gedanken eine Lücke gibt.

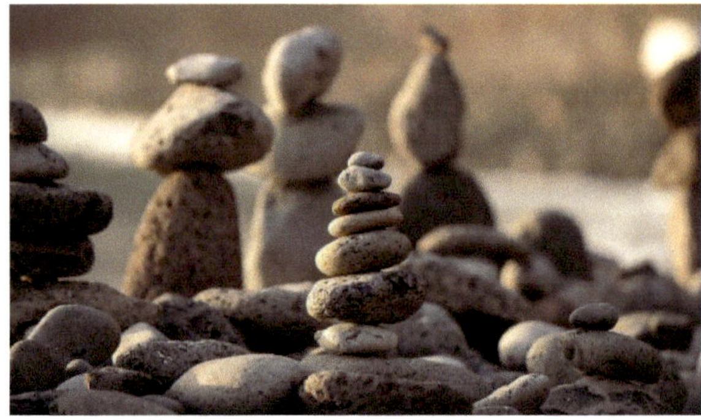

Die dritte Instanz wollen wir den »Urgrund des Geistes« oder »Urgeist« nennen, der es überhaupt möglich macht, dass wir aufmerksam und achtsam sein können. Dieser Urgeist ist bei uns im Herzzentrum zu finden, im trans-zendenten Herzpunkt, inmitten unseres Herzchakras. Der Urgeist umfasst alles, es ist nichts außerhalb des Urgeistes. Das ist unsere transzendente Dimension; aus ihr kommen wir, und aus ihr sind wir.

Dieser Urgeist hat mit dem viel zitierten Einssein zu tun. In der christlichen Tradition wird dafür das Wort »Seele« verwendet. Wenn man sich mit dieser Dimension zu beschäftigen beginnt, muss man verstehen, dass der logisch-lineare Verstand darüber nichts sagen kann, weil sie viel zu groß ist. Wer also eine Idee hat, wie diese Urgeist-Dimension sein könnte, schränkt sie schon ein.

Der Verstand wird in dem Moment erwachsen, wo er seine Begrenzungen erkennt. Er bleibt quasi dumm, solange er meint, er könne alles erklären und bewerkstelligen. Doch dann stellt er fest: Erstens kommt es anders – und zweitens, als man denkt. Auf dieser Stufe der Erkenntnis beginnt man allmählich, mehr und mehr in der Herzgegend zu wohnen; man ist nicht mehr so viel »im Kopf«, und der innere Beobachter schaut zu, was wir denken, fühlen und tun.

Kommen wir nochmals auf den Urgrund des Geistes, das grenzenlose ALLES, zurück: In diese Dimension kann man sich gut hineinfühlen, man muss sie spüren, um sich darin zu beheimaten. Zu tun ist nichts, denn diese Dimension befindet sich im Zustand der Nichthandlung; sie handelt nicht, sie ist vollkommen ruhig. Wer damit verbunden ist und dann wieder »zu tun« beginnt, erfährt das geheimnisvoll erscheinende »Tun im Nichttun«, worüber es im Zen sehr ausführliche Belehrungen gibt.

Der Meditierende, der diesen Weg gehen will, muss sich Zeit dafür nehmen. Wie für alles. Am Anfang mag es schwer erscheinen, sich selbst zur Ruhe zu bringen. Darum sollte man die Sitzungen nicht zu lange ausdehnen. Sobald Nervosität auftaucht: Abbrechen – und später wieder hinsetzen!

Achtsamkeit

Der Begriff »Achtsamkeit« ist seit einiger Zeit in aller Munde. Auch die Medien berichten immer öfter darüber. Aber Achtsamkeit beschreiben zu wollen, ähnelt dem Versuch, jemandem zu erklären, wie Schokolade schmeckt.

Achtsamkeit ist eine besondere Form von Konzentration und Bewusstheit – eine Schulung des Geistes, der Schlüssel zu einem bewussten Leben. Der Blick auf das Wesentliche vertieft sich. Bei der Übung von Achtsamkeit bedient man sich der Fähigkeit, präsent, bewusst und urteilsfrei zu beobachten, was ist. Achtsamkeit entwickelt sich, wenn wir unser Gewahrsein auf die verschiedenen Bereiche des Lebens lenken: Jetzt trinke ich einen Schluck Kaffee, jetzt entferne ich einen Fussel von meiner Kleidung, jetzt mache ich den Rasenmäher an, jetzt gehe ich in die Küche …

Eine kleine Geschichte aus dem alten China

Ein Vater bekam Besuch von seinem Sohn. Während der Jüngere gehetzt und abgespannt wirkte, saß der Senior gemütlich vor seinem Haus und genoss das Sonnenlicht. Da fragte der Sohn: »Vater, wie schaffst du es, immer so ruhig und ausgeglichen zu sein?«

»Ganz einfach: Wenn ich schlafe, dann schlafe ich. Wenn ich aufstehe, dann stehe ich auf. Wenn ich esse, dann esse ich. Wenn ich arbeite, dann arbeite ich. Und wenn ich ruhe, dann ruhe ich.«

»Aber das mache ich doch auch!«, erwiderte der Sohn.

Der Vater sah ihn prüfend an und sagte dann: »Nein, du machst es anders: Wenn du schläfst, denkst du schon ans Aufstehen. Wenn du aufstehst, denkst du schon ans Essen. Wenn du isst, denkst du schon ans Gehen. Wenn du arbeitest, denkst du schon ans Ruhen. Und wenn du ruhst, denkst du schon ans Schlafen.«

So einfach sich das bewusste und urteilsfreie Beobachten und Verweilen im Hier und Jetzt anhört, so herausfordernd kann es in der Praxis sein.

Einige Vorteile, wenn wir Achtsamkeit üben:

- Wir entdecken, welche Emotionen und Gedanken wir haben und wie sie unser Wohlbefinden beeinflussen.
- Wir gelangen zu mehr Freiheit, Freude und Frieden. Wir lernen, das, was ist, zunächst einmal zu akzeptieren.
- Wir entfalten Mitgefühl für uns selbst und für andere.
- Wir entwickeln Gleichmut und Humor.
- Wir erkennen immer besser, wie Gefühle, Gedanken, Körperempfindungen und unser Handeln zusammenspielen.

Ein Experte, der viele Bücher – auch speziell zum Thema »Achtsamkeit« – publiziert hat, ist Thich Nhat Hanh, 1926 in Vietnam geboren. Er wurde mit 16 Jahren zum buddhistischen Mönch ordiniert. Seine spirituelle Haltung und sein unermüdlicher Einsatz für Frieden und soziale Gerechtigkeit haben ihm weltweit große Anerkennung und Wertschätzung eingebracht. Hier in Kürze einige wesentliche Punkte seiner Achtsamkeitslehre:

> »Wir bedauern unsere Vergangenheit, machen uns Sorgen über unsere Zukunft und werden so in unsere vielen Sorgen, Ängste und Pläne verwickelt.
>
> Wir haben es nicht gelernt, uns im »Hier und Jetzt« zu befinden. Allerdings ist die Vergangenheit schon vorbei und die Zukunft noch nicht da.
>
> Es gibt nur einen einzigen Moment, um lebendig zu sein – und das ist der gegenwärtige Augenblick. Wir haben nur im aktuellen Augenblick eine Verabredung mit dem Leben. Wenn wir ihn übersehen, versäumen wir unser Leben.«

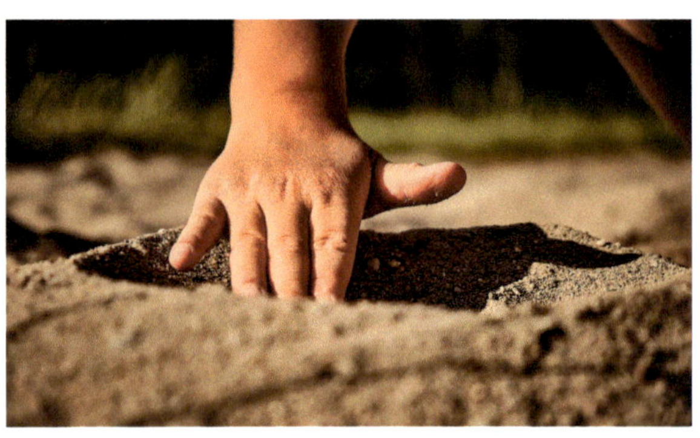

Übungen des achtsamen Atmens (Thich Nhat Hanh)

»Unser Körper mag da sein, aber unser Geist verweilt vielleicht in der Zukunft oder in der Vergangenheit. Diese wertvollen Atem-Übungen helfen unserem Geist, ganz schnell zu unserem Körper zurückzukehren. Unser Atem ist ein wunderbares Fahrzeug, mit dem wir immer wieder sehr schnell zu uns heimkehren können.

Übung 1:

Beim Einatmen weiß ich, ich atme ein, und beim Ausatmen weiß ich, ich atme aus.

Es ist ganz einfach! Dafür musst du nicht monatelang üben, nur eine Minute, vielleicht sogar weniger. Sobald du mit dieser Übung vertraut bist, wird es genügen, 1-mal einzuatmen und 1-mal auszuatmen. Dadurch bist du im Hier und Jetzt anwesend.

Wenn wir ins Hier und Jetzt zurückkehren, können wir die vielen Möglichkeiten des Glücks entdecken, die immer für uns da sind. Wir neigen dazu, zu glauben, wir könnten im Jetzt nicht glücklich sein, sondern vielleicht, vielleicht irgendwann in der Zukunft, sofern bestimmte Bedingungen erfüllt sind. Diese Art der Vorstellung ist zu einer Gewohnheit geworden, die uns daran hindert, jeden einzelnen Augenblick intensiv zu erleben.

Übung 2:

Beim Einatmen bin ich mir meines Körpers bewusst, beim Ausatmen lächle ich meinem Körper zu.

Wir nutzen die Energie der Achtsamkeit, uns jeden Teil unseres Körpers bewusst zu machen und ihm zuzulächeln. Wenn du einatmest und deine Aufmerksamkeit auf deine Augen richtest, begegnest du einer der Möglichkeiten für dein Glück. »Beim Einatmen bin ich mir meiner Augen bewusst, beim Ausatmen lächle ich meinen Augen zu.«

Wenn du dir deiner Augen wirklich bewusst bist und ihnen zulächelst, wirst du vielleicht feststellen, dass sie dir ganz gut dienen. Es ist etwas Wunderbares, gute Augen zu haben, denn man muss sie nur öffnen, um sich in einem Paradies von Formen und Farben zu befinden.

Diese kleine Übung kannst du mit jedem Körperteil machen. Zum Beispiel: »Beim Einatmen bin ich mir meines Herzens bewusst, beim Ausatmen lächle ich meinem Herzen zu.« Mit der Energie der Achtsamkeit kannst du dein Herz jederzeit umarmen. Oder: »Beim Einatmen bin ich mir meiner Leber bewusst, beim Ausatmen lächle ich meiner Leber zu.« Es mag das erste Mal sein, dass du deiner Leber Achtsamkeit schenkst, ihr Interesse und Wertschätzung entgegenbringst. Vielleicht hat deine Leber schon sehr zu leiden und wollte dir SOS-Signale schicken?

Durch Achtsamkeit erkennen wir, in welcher Verfassung unser Körper ist, damit wir wissen, was wir tun oder lassen sollen, um ihn zu behüten und ihm das richtige Maß an Ruhe zu gönnen. Achtsamkeit hilft uns, unseren Körper kennenzulernen und uns mit ihm anzufreunden. Vielleicht gibt es kranke Stellen in unserem Körper. Wenn wir bei unserer achtsamen Umarmung zu diesen Stellen gelangen, können wir dort länger verweilen und ihnen unsere Zuneigung, unser Mitgefühl und unser Lächeln schenken, das die Heilung beschleunigt.«

»Wenn die Achtsamkeit etwas Schönes berührt, offenbart sie dessen Schönheit.

Wenn sie etwas Schmerzvolles berührt, wandelt sie es um und heilt es.«

Thich Nhat Hanh

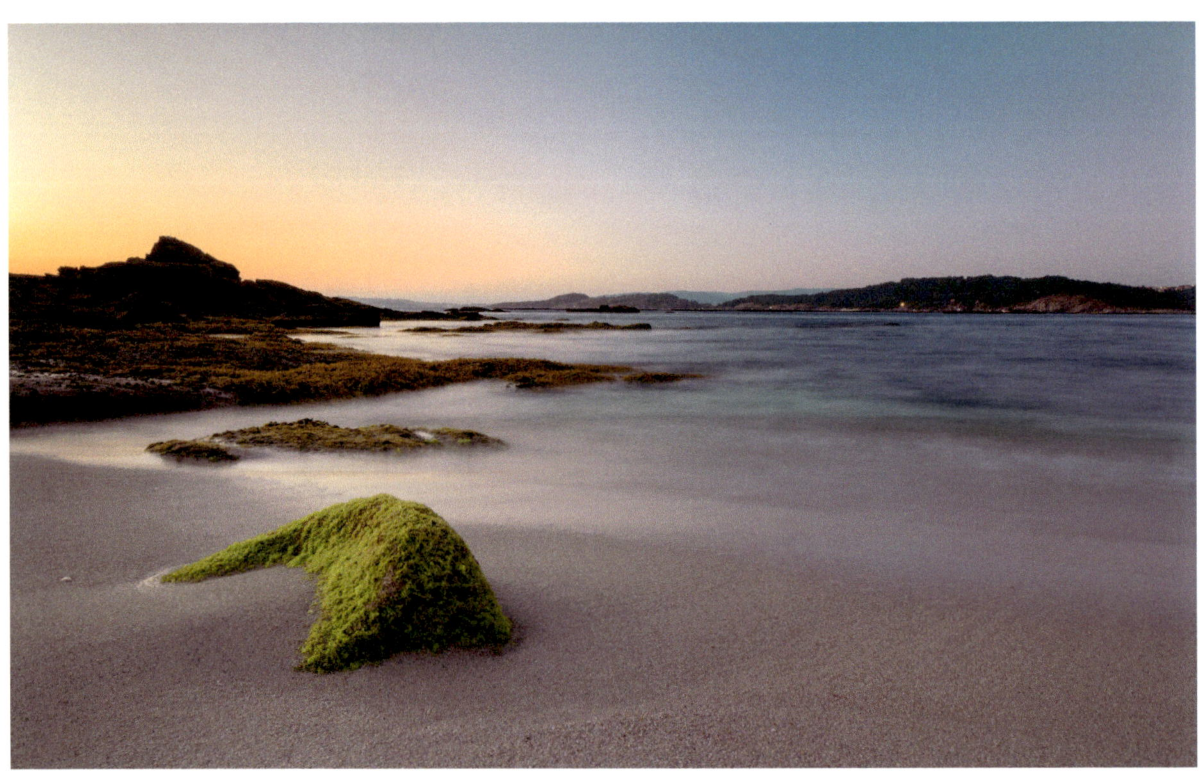

Erfolgreich bewusst kreieren

Wer von uns hat sie noch nie ausprobiert: die Bestellungen ans Universum? Mehr oder weniger erfolgreich. So viele Wünsche haben wir an die geistige Welt – frei nach Janis Joplin: »Oh Lord, would you buy me a Mercedes Benz ...« Aber zugleich so wenig Dankgebete ...

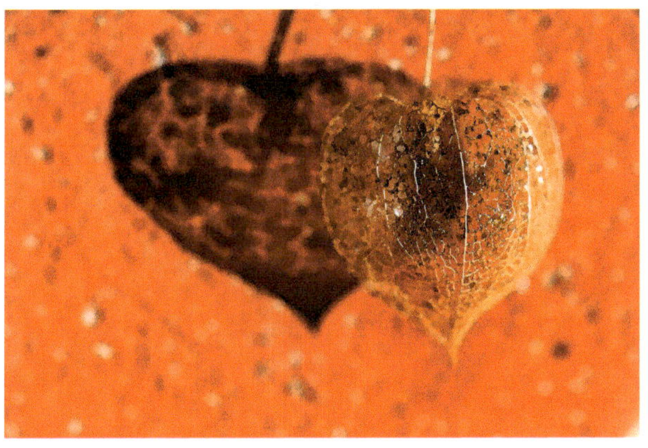

Es gibt viele Bücher über die Macht der Manifestation; Seminare zum Thema »Bewusst kreieren – Geld, Erfolg und Glück« werden teuer verkauft. Ja, es gibt viele Methoden, um seine Bestellungen beim Universum abzuliefern. Eine Methode möchte ich hier erwähnen, weil sie kraftvoll und wirksam ist.

In Nag Hammadi, einem kleinen ägyptischen Dorf, wurden im Jahr 1945 frühchristliche Texte gefunden, darunter das berühmte Thomas-Evangelium. Darin steht im übertragenen Sinn: »Wenn ihr euren Geist und eure Emotionen im Herzen vereint, dann könnt ihr wahrlich Berge versetzen.« Ein machtvoller Satz, denn er beschreibt das Geheimnis des Manifestierens:

Schritt 1 – Geist: Wir formulieren ganz klar ein Ziel, was wir uns vom Universum wünschen. Außerdem sollten wir hinzufügen: »Oder etwas Besseres«, um Wunder nicht auszuschließen. Wir müssen so denken, als ob schon alles perfekt erfüllt wäre.

Schritt 2 – Emotionen: Wir hegen ein großes Gefühl der Freude, der BeGEISTerung, der Dankbarkeit, dass unsere Kreation (bereits jetzt) in Erfüllung gegangen ist.

Schritt 3 – Vertrauensvoll vereinen wir die Zielgedanken und die Emotionen der Freude und Dankbarkeit im Herzen.

Auch tibetische Mönche erklären es so. Sie sprechen von einer Art Gebet, das auf Gefühlen basiert. Sie sagen: Wir müssen das Gefühl spüren, als ob unser Gebet bereits erhört worden wäre.

Über das Lachen und den Humor

»Lachen ist die beste Medizin.« Viel Wahrheit liegt in diesem bekannten Sprichwort. Humor und Lachen zählen wohl zu den größten Geschenken, die wir für unser Erdendasein mitbekommen haben. Das »i-Tüpferl« sozusagen.

Wenn wir uns mit Humor durchs Leben bewegen, verlieren viele Herausforderungen ihre Heftigkeit. Wir nehmen uns dann auch selbst nicht mehr ganz so ernst in unseren Bestrebungen und können sogar über unsere eigenen Unzulänglichkeiten und Fehler lachen – die edelste Form des Humors. Auch laut den Forschungen seit den 1960er-Jahren hat Lachen einen unglaublich positiven Einfluss auf unsere Energie, unsere Gefühle und unsere Gesundheit.

Eine kleine Geschichte

Ein sehr lieber Freund von mir verbrachte einige Zeit im Amazonasgebiet. Bei seinem ersten Aufenthalt fuhr er in einem Boot voller Indianer einen sehr engen Seitenarm des Flusses hinauf. Einer von ihnen stand vorne am Bug des Bootes und strich mit seinen Händen die herunterhängenden Äste zur Seite, damit die Fahrt nicht behindert würde.

Plötzlich griff er in einen Bienenstock – die Bienen fielen über seinen Körper her. In diesem Augenblick fingen alle anderen Insassen des Bootes wie auf Kommando zu lachen an. Mein europäischer Freund war unglaublich irritiert angesichts dieser offensichtlichen Gefühllosigkeit und Schadenfreude der Eingeborenen.

Im nächsten Ort suchte er ein Gespräch mit einem der Männer und berichtete ihm seine Bestürzung. Dieser schaute ihn verständnislos an und meinte: »Lachen war doch das einzig Richtige, was wir tun konnten. Weißt du denn nicht, dass Lachen die Energie anhebt?«

Ja, so ist es tatsächlich. Wenn wir lachen, erhöht sich unsere Lebensenergie, wir sind wieder mehr mit der Lebens- und Daseinsfreude verbunden. Jeder, vor allem jeder Energetiker, sollte sich dieser wunderbaren Möglichkeit, Lachen als Energie-Verstärker einzusetzen, bewusst sein und dies nutzen. Gut für ihn – gut für alle!

Was diese Menschen im Amazonas ganz intuitiv taten, ist bei uns schon lange verloren gegangen. Hat in unserer westlichen Kultur jemand Schmerzen oder eine Verletzung, die den Energielevel sofort senken – was tun wir? Wir fahren die Energie noch weiter in den Keller durch Ausdrücke wie: »Du Armer«, »Das tut mir aber leid«, »Wird schon wieder gut ...« und Ähnliches. So weit haben wir uns von einer natürlichen gesunden Reaktion entfernt.

Lachen ist eine der Herzqualitäten. Es gehört wie all die vielen anderen schöne Gefühle – Freude, Zärtlichkeit, Achtsamkeit, Mitgefühl u.a. – zu den kohärenten Emotionen unseres

Herzens, die ein großes Energiefeld um uns erzeugen und einen entscheidenden Einfluss auf unseren Geist haben. Wir nennen diese kohärenten Gefühle auch »positive Emotionen«. Bereits 90 Sekunden Lachen lässt das Gehirn glauben, dass man gute Laune hat. Und es reagiert dementsprechend. So einfach ist es!

Mama Känguru hüpft durch den australischen Busch. Auf einmal schaut aus ihrem Beutel ein Pinguin, übergibt sich und murrt: »Verdammter Schüleraustausch!«

Humor, Lachen und unsere Gesundheit

Wie wirken sich Humor und Lachen auf unsere Gesundheit aus? Die Atmung wird intensiver, und damit wird auch die Lungenfunktion verbessert, und das Gehirn wird besser mit Sauerstoff versorgt; der Kreislauf wird aktiviert und das Immunsystem gestärkt. Lachen vermindert die Produktion der Stresshormone Adrenalin und Cortisol – wodurch auch der Schlaf erholsamer wird. Wenn wir lachen, massiert das Zwerchfell den Magen-Darm-Trakt, was

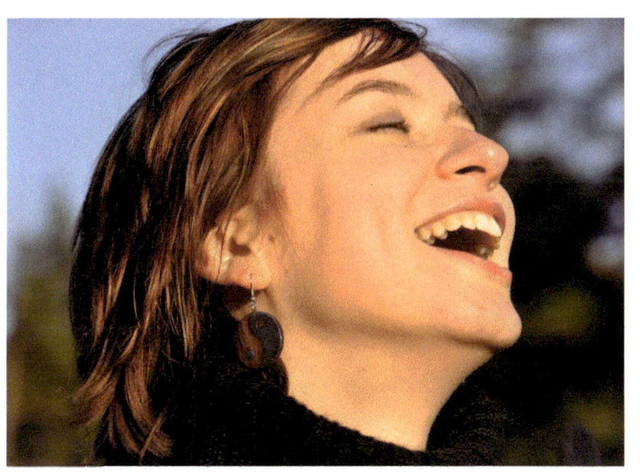

die Verdauung anregt. Glückshormone werden freigesetzt, und die Gesichtsmuskeln entspannen sich – Anti-Aging durch Lachen. Genug Gründe, um lachend durchs Leben zu tanzen!

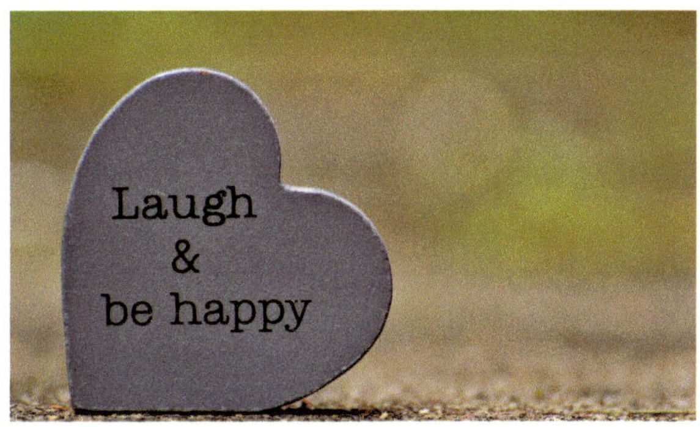

Der amerikanische Schlafforscher James K. Walsh hat schon 1928 festgestellt, dass die Widerstandskraft des Organismus gegen Krankheit erhöht ist, wenn ein Mensch häufig und regelmäßig lacht. Dies bestätigt die moderne Lachforschung ausdrücklich.

Wissenschaftler beobachteten, dass die Zirkulation gewisser Immunsubstanzen nach einem Lachanfall für Stunden erhöht ist. Die Zahl der T-Lymphozyten steigt an, und der Körper produziert mehr Botenstoffe, zum Beispiel das Gamma-Interferon, wodurch die Vermehrung von Tumorzellen gehemmt werden kann.

Wenn wir lachend durchs Leben gehen, kommt auch immer wieder einmal ein Lachen oder Lächeln zu uns zurück. Was könnte schöner sein? Und wer für das große Lachen noch nicht bereit ist, der kann ja mit Lächeln beginnen, vielleicht mit dem PranaVita-Smile.

Während Kinder ungefähr 400 Mal am Tag lachen, reduzieren Erwachsene ihr Lachen auf durchschnittlich 15 Mal. Was ist auf dem Weg zum Erwachsenwerden passiert? Verschiedene Studien haben außerdem ergeben, dass vor 40 Jahren drei Mal mehr gelacht wurde als heute. Kein Wunder! Wenn man betrachtet, wie sehr wir heute unter Dauerstress gehalten werden – da kann einem das Lachen schon mal vergehen ...

Der Mann fragte den Alten:
»Wie weiß ich, ob ich sie liebe?«

Der Alte antwortete:
»Achte darauf, wie oft du sie zum Lachen bringst.«

Der Alte fragte den Weisen:
»Wie kannst du sicher sein, den richtigen Weg gewählt zu haben?«

Der Weise antwortete:
»Weil ich nie den Humor verloren habe.«

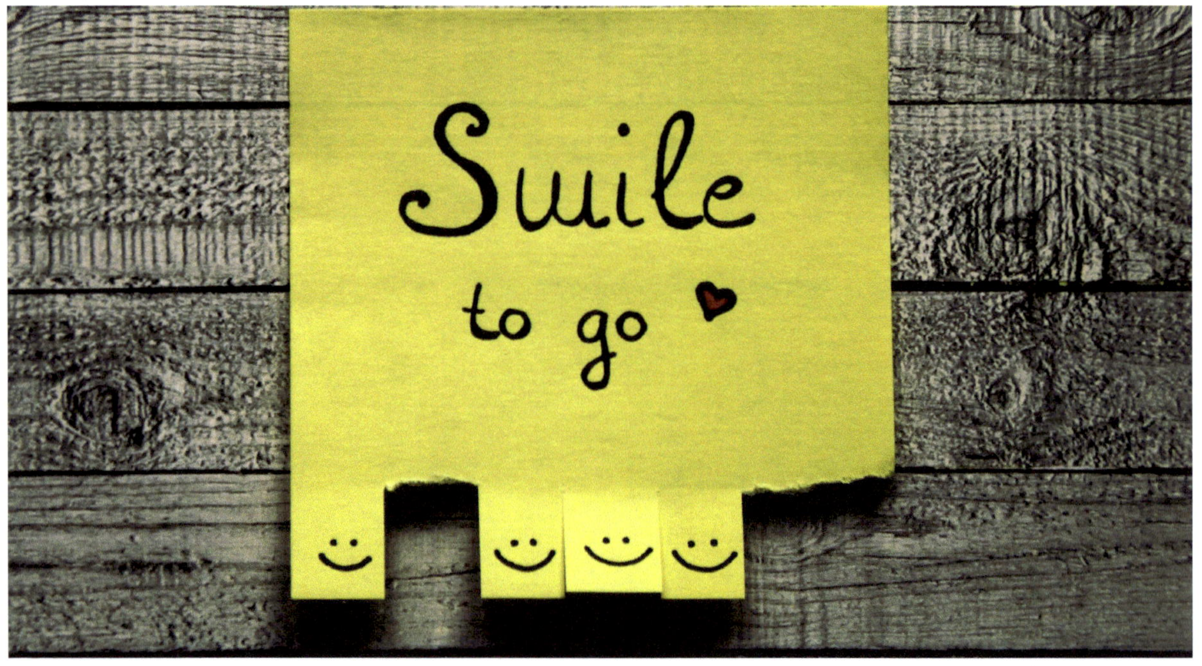

Kopfgehirn, Bauchgehirn, Herzgehirn

Das »Kopfgehirn« wird in unserer westlichen Welt leider immer noch überbewertet – werden doch unser logischer Verstand und unser Intellekt damit gleichgesetzt und als das Höchste angesehen, was wir haben. »Ich denke, also bin ich«, sagte der Philosoph Descartes. Ich kann dem nicht zustimmen. Für mich müsste es heißen: »Ich fühle, also bin ich.« Ansonsten wäre ich ja in meinen ersten Lebensmonaten nicht gewesen, da ich da noch nicht gedacht habe.

In der heutigen Zeit leben ca. 90 Prozent der Menschen weltweit eher linksdominant, d.h., sie agieren hauptsächlich aus der linken Gehirnhälfte heraus. Die **linke Gehirnhälfte** mag keine Veränderungen, teilt in gut/schlecht oder richtig/falsch, sie misstraut der eigenen Intuition, ist eher unflexibel, leugnet Emotionen, liebt Details und Termine, Wettbewerb ist wichtig, der Verstand ist immer beschäftigt und »schnattert« ... und vieles mehr ...

Die **rechte Gehirnhälfte** umarmt Veränderungen, »es ist, wie es ist«, sie ist vertrauensvoll, offen und flexibel, akzeptiert Emotionen, liebt das »Hier und Jetzt«, Zusammenarbeit und Unterstützung sind wichtig, wenig »Schnattern« des Verstandes, dafür mehr Entspannung, Ruhe, Stille ... und vieles mehr ...

Jeder Krieg, alles Gewalttätige kommt aus der linken Gehirnhälfte. Auch Angst, Wut, Rache und alle anderen negativen Emotionen werden in der linken Gehirnhälfte stabilisiert und gerechtfertigt. Wir Menschen sind allgemein zu linkslastig – können aber unsere rechte Gehirnhälfte gut aktivieren, wie zum Beispiel durch:.

- verschiedene Brain-Gym-Übungen (auch ideal für Kinder!)
- hören, zuhören, hinhören; sanfte Musik hören
- singen; Mantras chanten oder murmeln
- Lachyoga, Spaß haben, mit Kindern spielen
- in die Natur gehen, gärtnern
- entspannen und das Leben genießen

Das Bauchgehirn

Der Begriff des »Bauchgehirns« mit seiner »emotionalen Intelligenz« gehört heute schon zum Allgemeinwissen. Das Bauchgehirn ist ein komplexes und sehr sensibles System aus über 100 – 200 Millionen Nervenzellen im Magen-Darm-Trakt. Es trifft alle wichtigen Entscheidungen für den Darm selbstständig und arbeitet dabei eng mit dem Kopfgehirn zusammen.

Es kann bei arbeitsbedingten Belastungen, wie Zeitdruck, Verunsicherung oder Angst, sprichwörtlich »die Nerven verlieren«. Oder »etwas schlägt uns auf den Magen« – was sich irritierend auf die Verdauung auswirken kann. Auch das Gefühl von Vorfreude und »kribbelnder« Aufregung finden wir im Bauch.

Wenn unser Bauchgehirn aktiv ist, haben wir dies oder das »eben so im Gefühl«, obwohl es nicht ganz logisch erscheint. Es hat mit Intuition und Instinkt zu tun und meldet sich manchmal mit einem gewissen Unbehagen oder flauen Magen. Man darf ihm ruhig vertrauen!

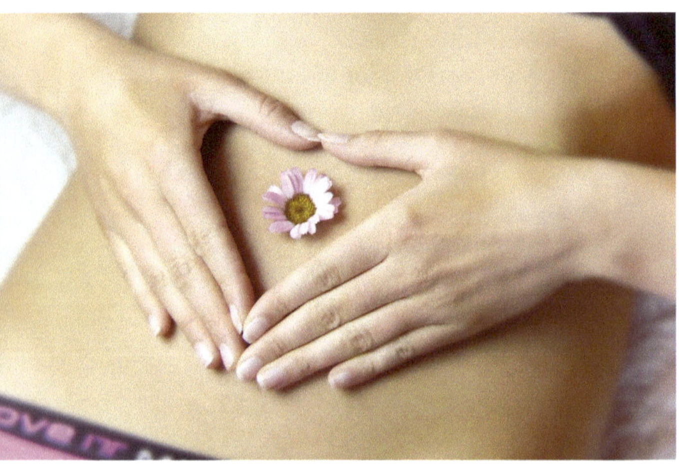

Der amerikanische Neurobiologe Michael Gershon schreibt in seinem Buch »Der kluge Bauch«, dass rund 90 Prozent des Informationsaustausches vom Bauchgehirn zum Zentralen Nervensystem läuft – nicht umgekehrt. Außerdem sollen alle Gruppen von Neurotransmittern im Bauch vorhanden sein, die auch im Gehirn zu finden sind.

Das Herzgehirn

»Man sieht nur mit dem Herzen gut«, sagt der kleine Prinz im gleichnamigen Buch von Saint-Exupéry. Und das stimmt. Heute wissen wir sogar: Man denkt nur mit dem Herzen gut. Wusstest du zum Beispiel, dass das Herz ...

- ein eigenständiges neuronales System mit etwa 40.000 Nervenzellen hat, das unserem Gehirn ähnelt und mit ihm in Verbindung steht? Darum auch der Name »Herzgehirn«.
- unsere Gehirnfunktionen beeinflusst?
- auf der elektrischen Ebene 100-mal und auf der magnetischen Ebene bis zu 5.000-mal stärker ist als unser Gehirn?
- ein starkes elektromagnetisches Feld ausstrahlt, das noch mehrere Meter vom Körper entfernt messbar ist und von anderen Menschen wahrgenommen werden kann?
- mit seinem starken elektromagnetischen Feld den ganzen Körper direkt beeinflusst und auch das Kopf- und Bauchgehirn? Dabei fließen mehr Signale vom Herzgehirn zum Kopfgehirn als umgekehrt.
- durch seine ausgesendeten Signale unsere Wahrnehmung, Emotionen und die Denkleistung beeinflusst?

Überrascht? Warum? Schließlich gilt das Herz in vielen Weisheitstraditionen seit Tausenden von Jahren als wichtiges spirituelles Zentrum und Tor zum wahren Selbst. Als das Zentrum von Mitgefühl, Intuition, Weisheit, Liebe, Lachen und all den anderen sogenannten positiven Emotionen. Es ergibt also einen Sinn, in seinem eigenen Herzen beheimatet zu sein. Wir sind ja selber gerne mit herzlichen, mitfühlenden Menschen zusammen.

Nun hat die Wissenschaft endlich aufgeholt. Man weiß, dass »aus dem Kopf ins Herz« tatsächlich weit mehr ist als eine esoterische Metapher. Jüngere Forschungen rund ums menschliche Herz fördern atemberaubende Entdeckungen zutage und legen nahe, dass Bewusstsein womöglich eine gemeinsame Leistung von Herz und Gehirn ist.

Federführend bei diesen Forschungen ist das Team des »Institute of HeartMath« in Boulder Creek/Kalifornien: Sie haben bemerkenswerte Daten geliefert, dass das elektromagnetische Feld des Herzens Informationen zwischen Menschen übertragen kann, und schreiben dazu Folgendes:

> »Die Ergebnisse dieser Versuche haben uns veranlasst zu folgern, dass das Nervensystem als eine Art ›Antenne‹ fungiert, die auf die elektromagnetischen Felder eingestimmt ist, die von den Herzen anderer Individuen erzeugt werden und auf diese reagiert.
>
> Wir glauben, diese Fähigkeit zum Austausch von energetischen Informationen ist eine angeborene Fähigkeit, welche das Gewahrsein erhöht und wichtige Aspekte wahrer Empathie und Sensibilität für andere vermittelt.«

Ist das nicht schön? Interessant dabei ist auch, dass unser Herzgehirn offenbar eigenständig denkt – unabhängig vom Gehirn und Nervensystem.

> »Das Nervensystem im Herzen (das Herz-Gehirn) ermöglicht es dem Herzen unabhängig von der Großhirnrinde zu lernen, zu erinnern und Entscheidungen zu treffen. Außerdem haben zahlreiche Experimente demonstriert, dass die Signale, die das Herz ununterbrochen zum Gehirn sendet, die höheren Gehirnfunktionen, die mit Wahrnehmung, Kognition und der Verarbeitung von Emotionen befasst sind, maßgeblich beeinflussen«,

berichtet Rollin McCraty, Ph.D., vom HeartMath-Institut.

Wenig überraschend ist es da, wenn diese Forscher berichten, dass negative Emotionen ein sehr gestörtes rhythmisches Muster hervorrufen, während, Liebe, Freude und andere positive Emotionen sehr harmonische und gleichmäßige Felder erzeugen, wie man anhand einer Spektralanalyse des Herzfeldes nachweisen konnte.

Für die Medizin war das Herz lange Zeit eine Art organisches Äquivalent zu einer Gartenteichpumpe: Es drückt halt das Blut durch den Körper, und wenn es kaputt ist, wird es ausgetauscht. Aber auch ganz biologisch gesehen tut das Herz weit mehr, als nur zu pumpen: In den 1980er-Jahren wurde das Herz erstmals als eine Hormondrüse klassifiziert. Im Nervensystem des Herzens werden genau wie im Gehirn verschiedene Neurotransmitter und Hormone

Renata Schillinger – Borreliose

Bei einer allgemeinen Blutanalyse ließ ich mein Blut zum ersten Mal auf Borrelien testen, da ich seit meiner Jugend ganz oft Zeckenstiche hatte. Symptome: manchmal Muskelschmerzen und ab und zu Gesichtsnervenzuckung und Schlafstörungen. Ergebnis der Analyse: zwei Borrelienarten – seit 18 Jahren infiziert. Daraufhin führte ich bei mir selbst jeden zweiten Tag eine PranaVita-Anwendung durch. Zusätzlich nahm ich Basenpulver und »wilde Karde«. Auch fragte ich mich, welche parasitären Beziehungen ich pflegte und was mir Energie raubte ... Nach 4 Monaten eine erneute Blutuntersuchung: Die Borrelien waren weg; auch bei Nachfolgeuntersuchungen waren sie nicht mehr ersichtlich!

Othmar Berner – Depression

Eine Klientin kam zu mir; sie litt unter Depressionen. Ohne groß herumzureden, begann ich mit der Reinigung der Aura und der Chakras. Während der gesamten Behandlung wurde nicht viel gesprochen. Als ich fertig war, meinte sie nur: »So, jetzt brauche ich die Antidepressiva-Tabletten nicht mehr.« Auf meine Anweisung hin klärte sie dies mit ihrem Arzt ab. Und tatsächlich brauchte sie ein Jahr lang keine Antidepressiva mehr.

ausgeschüttet, die Einfluss auf den ganzen Körper haben. Noradrenalin, Dopamin und Oxytocin sind die wichtigsten dieser Hormone, wobei Oxytocin als das »Liebeshormon« gilt, das maßgeblich Mutterliebe, Verbundenheit, Toleranz, Verständnis und soziales Verhalten beeinflusst.

Der kleine Prinz hat also recht – auch all die weisen Männer und Frauen, Meister, Gurus und indigenen Völker, die uns seit Jahrhunderten raten, dem Herzen zu folgen. Der Weg »nach innen« geht über das Herz. Und dass die Liebe als warmes Gefühl aus dem Herzen erfahren wird, wurde von vielen Dichtern beschrieben.

Kommen wir dem Mysterium des Herzens ein wenig näher? Jenem Ort, der uns mit unseren Mitmenschen, unserer Umwelt und dem höchsten Bewusstsein verbindet sowie die Erde mit dem Himmel?

»Das ganze Universum ist im Körper enthalten, der ganze Körper im Herzen. So ist das Herz der Kern des ganzen Universums.«

Ramana Maharshi

Faszination Zirbeldrüse

Unser menschlicher Körper ist ein Wunderwerk und ein großes Geschenk des Lebens. Neben allen Körpersystemen spielen die Drüsen mit ihren Hormonen eine wichtige Rolle. Hier fasziniert besonders die Zirbeldrüse (Epiphyse) im Zentrum des Gehirns. Die alten Ärzte nannten sie wegen ihres Erscheinungsbildes auch den »Pinienzapfen« – in der englischen Sprache heißt sie aus demselben Grund »pineal gland«.

Obwohl sie sehr klein ist, ist sie außerordentlich wichtig für unsere körperliche, geistige und spirituelle Gesundheit. Die Zirbeldrüse ist im Lauf der Evolution von ihrer ursprünglichen Größe von ca. 3 Zentimetern auf wenige Millimeter geschrumpft. Man sagt, dass Menschen zur Zeit von Atlantis eine Zirbeldrüsen hatten, die so groß war wie ein Tennisball.

Tritt die Lebensenergie, also Prana, durch die Netzhaut der Augen ein, wird dieses Signal auch zur Zirbeldrüse gesandt. In der Zirbeldrüse wird das Hormon Melatonin produziert. Die Hormonproduktion findet überwiegend nachts statt, da ist der Melatoninspiegel 10 x höher als bei Tag.

Melatonin hat viele verschiedene Aufgaben:

- Es steuert den Schlaf-Wach-Rhythmus und andere zeitabhängige Rhythmen des Körpers.
- Es ist wichtig im sexuellen Reifungsprozess, aber auch bei der Kontrolle der sexuellen Zyklen von Mann und Frau.
- Es wird gerne bei Jetlag, Schlafstörungen und Anti-Aging-Kuren verabreicht.
- Es beeinflusst unseren Alterungsprozess.

Die höchsten Melatoninwerte werden kurz nach der Pubertät gemessen; nach dem 25. Lebensjahr beginnen sie zu sinken. Ein weiteres Absinken des Melatoninspiegels erfolgt nach dem 45. Lebensjahr – was den Alterungsprozess beschleunigt und die Anfälligkeit für Erkrankungen jeder Art steigen lässt.

Keine Sorge, durch Energiearbeit wie Prana-Vita kann man das Absinken des Melatoninspiegels entschleunigen; man kann aber auch Melatonin einnehmen.

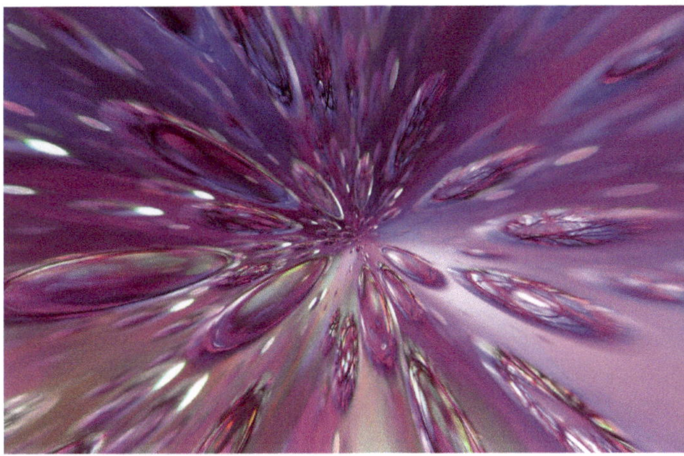

Die Feinde der Zirbeldrüse

Fluorid im Speisesalz, in Zahncremes, in Mineralwässern und verschiedenen Nahrungsmitteln stellt für die Zirbeldrüse eine besondere Gefahr dar, denn Fluorid sammelt sich in ihrem Gewebe an und lässt sie verhärten. Auch Kof-

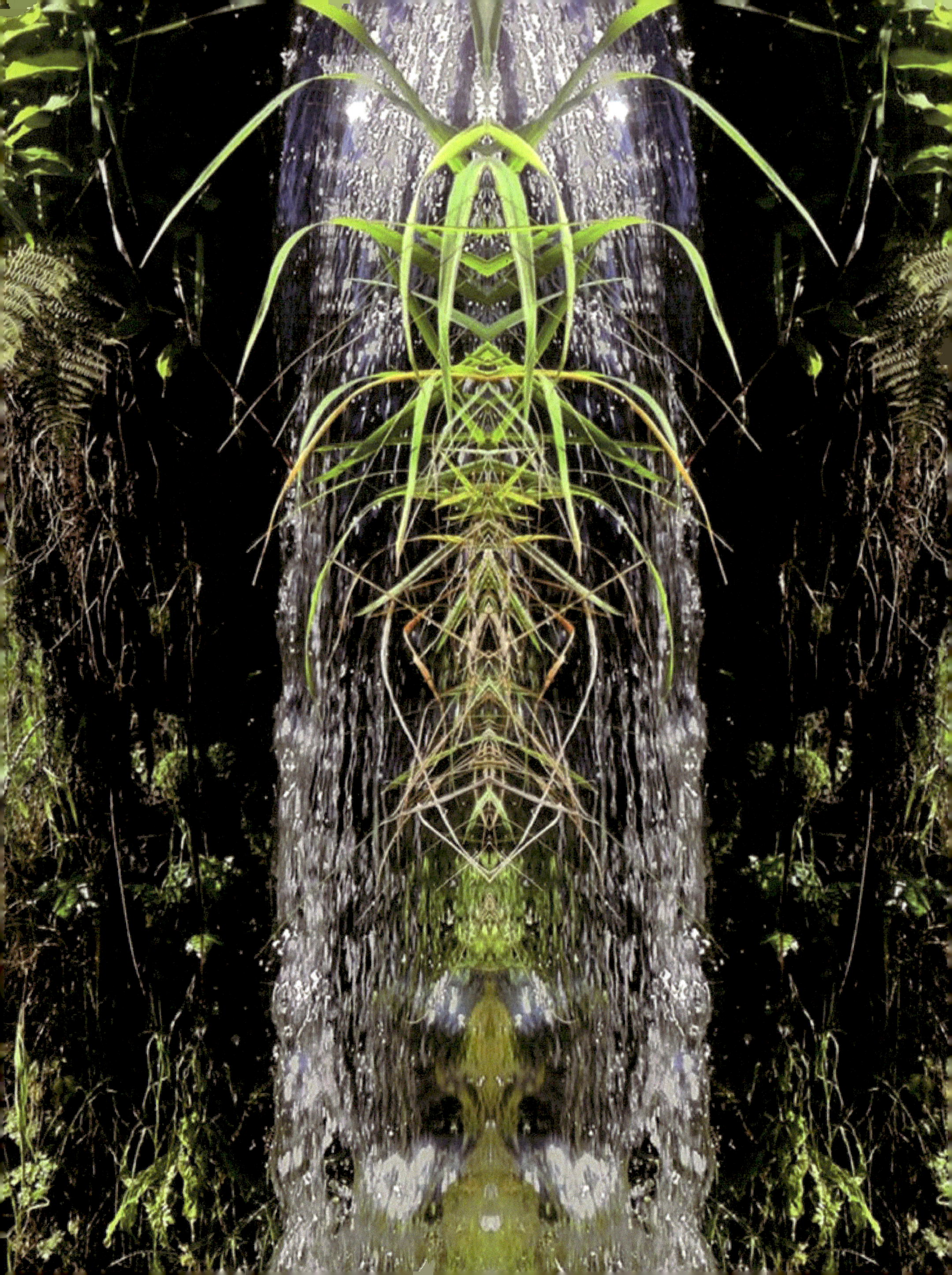

fein, Nikotin, Alkohol und raffinierter Zucker sowie Stress, Strahlungsfelder von Mobilfunk und Internet-Netzwerken, außerdem Giftstoffe wie Aluminium und Schwermetalle haben eine zerstörerische Wirkung auf diese wichtige Drüse.

Was können wir tun?

- PranaVita unterstützt unsere Zirbeldrüse energetisch und hilft, sie gesund zu halten.
- Wichtig: Die oben genannten Gefahren weitgehend meiden sowie Giftstoffe und Schwermetalle aus dem Körper ausleiten, zum Beispiel mithilfe von Zeolith, Bentonit, Chlorella-Alge. Eine Leber- und Darmreinigung hilft ebenfalls dabei.
- Singen stimuliert die Zirbeldrüse dank der so erzeugten Schwingungen.
- Der Aufenthalt in der Dunkelheit ist wichtig, weil dadurch die Melatonin-Produktion angeregt wird.
- Und: Meditation! Dabei kannst du dich liebevoll auf deinen Atem konzentrieren und deinen Fokus ab und zu verstärkt auf die Zirbeldrüse lenken.

Die Zirbeldrüse – unsere Antenne

Der Zirbeldrüse kommt in verschiedenen Weisheitstraditionen eine besondere Bedeutung zu: Sie ist verbunden mit »nicht alltäglichem« Bewusstsein und der Wahrnehmung von nichtphysischer Realität. Bei Träumen und Astralreisen spielt sie eine wichtige Rolle, da sie als Kommunikationsantenne mit interdimensionalen Welten fungiert.

Daher ist es wichtig, zuerst einmal eine gute Verbindung mit der spirituellen Dimension des Lebens über das eigene Herzzentrum aufzubauen, bevor man die Zirbeldrüse aktiviert, um mit anderen unbekannten Dimensionen in Kontakt zu kommen.

Das Bewusstseinsmolekül

Von wissenschaftlicher Seite weiß man heute sehr genau, weshalb uns die Zirbeldrüse das Eintauchen in nicht alltägliche Dimensionen des Bewusstseins ermöglicht: weil sie neben dem Hormon Melatonin auch DMT (Dimethyltryptamin) absondert. DMT sorgt für meditative und emotionale Zustände von Wohlbefinden, Glück und Euphorie. Dieser Botenstoff wird auch »Bewusstseinsmolekül« oder »spirituelles Molekül« genannt und ist biochemisch dafür verantwortlich, dass sich unser Geist aus den Beschränkungen der biologischen Hülle lösen und das Universum kurzzeitig wieder so wahrnehmen kann, wie es wirklich ist.

Der Psychopharmakologe Dr. Rick Strassman, Autor des Buches »DMT – das Molekül des Bewusstseins«, stellte die Hypothese auf, dass in der Tiefschlafphase, während Zuständen erhöhten spirituellen Bewusstseins wie Geburt, Tod, Nahtoderfahrung, außerkörperlicher Erfahrung usw. die Zirbeldrüse große Mengen von DMT produziert – und auch während des Erwachens unserer Kundalini-Energie in einem Moment der Erleuchtung. Pflanzen mit DMT werden auch in schamanischen Zeremonien, wie einer aus Südamerika stammenden Ayahuasca-Zeremonie, verwendet; dies führt zu einer ausgeprägten Veränderung des visuellen Erlebens.

Die Qualitäten unserer Kinder

Die höchsten Melatoninwerte werden kurz nach der Pubertät gemessen. Vielleicht ist dies der Grund, warum Kinder einen so spielerischen Zugang zu den unterschiedlichsten Bewusstseinsebenen haben. Sie sind hoch intuitiv und haben oft die außergewöhnliche Fähigkeit, die Wirklichkeit hinter den äußeren Erscheinungen zu sehen, so stark, dass es sehr schwierig ist, ein Kind zu täuschen oder zu belügen.

Gesellschaftskritische Leute behaupten, dass Fluorid in unsere Wasserversorgung eingebracht wurde mit dem Ziel, spirituelles Erwachen zu unterdrücken. Durch die öffentliche »Fütterung« mit Fluorid von Geburt an versuchten gewisse »Organisationen«, unser biologisches Portal zur spirituellen Wahrnehmung auf chemischem Weg zu trüben. Könnte es sein, dass diese »bösen Zungen« recht haben?

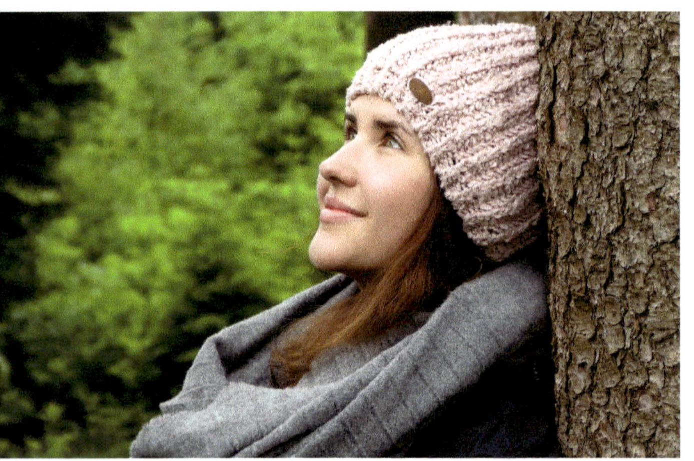

Keine Angst vor der Dunkelheit

Dunkelheit ist wichtig für die Produktion von Melatonin. Allerdings schläft kaum jemand mehr in einem absolut dunklen Raum. Irgendwo leuchtet immer ein Licht – sei es am Radiowecker oder eine Straßenlaterne, deren Licht durch die Ritzen der Jalousie dringt. Für unsere Zirbeldrüse und unsere Gesundheit wäre es aber äußerst wichtig, zumindest eine Stunde pro Tag in vollkommener Dunkelheit zu verbringen. Also: im Schlafzimmer alle Lichtquellen ausschalten, dicke Vorhänge vor die Fenster ziehen – und die Dunkelheit genießen.

Alles Leben entsteht in der Dunkelheit. Im feuchten dunklen Schlamm der Mutter Erde gedeihen die Samen einer Pflanze. Im dunklen sicheren Raum des Uterus unserer Mutter haben wir uns zu einem lebensfähigen Menschen entwickelt. Im Zyklus der Jahreszeiten werden wir regelmäßig mit der Dunkelheit konfrontiert: im Spätherbst, in der Adventszeit. Diese Zeit des Jahres ist für viele Menschen schwierig, da sie den Bezug zur »magischen Nacht« verloren haben, die dem Verborgenen, dem Geheimnisvollen zugeordnet werden kann.

Im Dunkeln zu verweilen, bringt viele Vorteile und interessante Erfahrungen:

- Man passt sich an die Dunkelheit an und tastet sich behutsam vorwärts – die Achtsamkeit steigt.
- Studien belegen, dass in der Dunkelheit die Kreativität deutlich wächst – um bis zu 30 Prozent.
- Unser Sehsinn ist ein tragenden Sinn bei

unserer Wahrnehmung im täglichen Leben. Fehlt er, wird die Aufmerksamkeit auf die anderen Sinne gerichtet: Man nimmt Geräusche, Düfte und Klänge anders wahr. Die Dunkelheit schärft unsere anderen Sinne und wir verlassen uns nun auf andere Qualitäten: auf unsere Intuition, unseren Instinkt und unser Bauchgefühl.

- Im Dunkeln wandern oder spazieren gehen – das macht auch Kindern Spaß. Man lernt dabei, Entfernungen und Maße anders abzuschätzen. Eine Vertrauensübung ist es außerdem.

- Vielleicht möchtest du einmal eine der »Dunkelbars« oder Restaurants besuchen, die vollkommen abgedunkelt sind und von blinden Menschen geführt werden. »Dialog im Dunkeln« heißt das wohl – mit Sicherheit eine interessante Erfahrung.

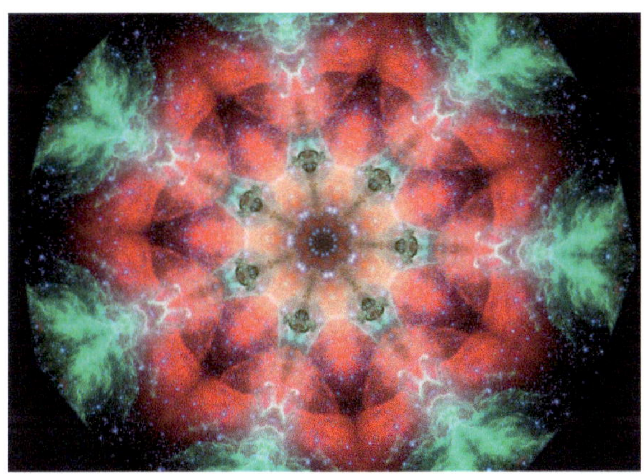

Zu Beginn unseres Lebens, in der dunklen, versorgenden Gebärmutter haben wir uns dem Urvertrauen hingegeben. Sich bewusst in der Dunkelheit aufzuhalten, ist oft wie ein Zurückgehen in diese Erfahrung: tiefe Ruhe, innere Einkehr, Beobachtung der mentalen Prozesse. Wenn man fähig ist, dabei wirklich loszulassen und seine Ängste zu überwinden, hört man auch auf, zu projizieren, weil kein Außen mehr existiert. Eine fruchtbringende Auseinandersetzung mit sich selbst beginnt.

Dunkelretreat oder Dunkel-Yoga sind wichtige Praktiken in fast jeder spirituellen Tradition, besonders im Buddhismus: Hier haben einige spirituelle Meister 30 – 50 Jahre ihres Lebens in vollkommener Dunkelheit verbracht. Nun, das muss man nicht unbedingt tun – aber mal einen Tag in der Dunkelheit ausprobieren? Wie wäre es?

Ich habe 2003 ein Dunkelretreat absolviert, 14 Tage lang nur Schwärze um mich herum – eine faszinierende Erfahrung. Irgendwann verlor ich das Gefühl für Tag und Nacht. Wenn ich draußen Autos hörte, wusste ich, dass es Tag war. Bekam ich Essen, wusste ich, dass es Abend war. Ich habe in diesen Tagen sehr viel meditiert – und auch geschlafen. Und ich kann noch heute dieses wunderbare Gefühl abrufen, als mich mein Betreuer nach den 14 Tagen mit einer Augenbinde in den sonnendurchfluteten Garten führte und mir die Augenbinde abnahm ... wow, die Welt hat geleuchtet und gestrahlt!

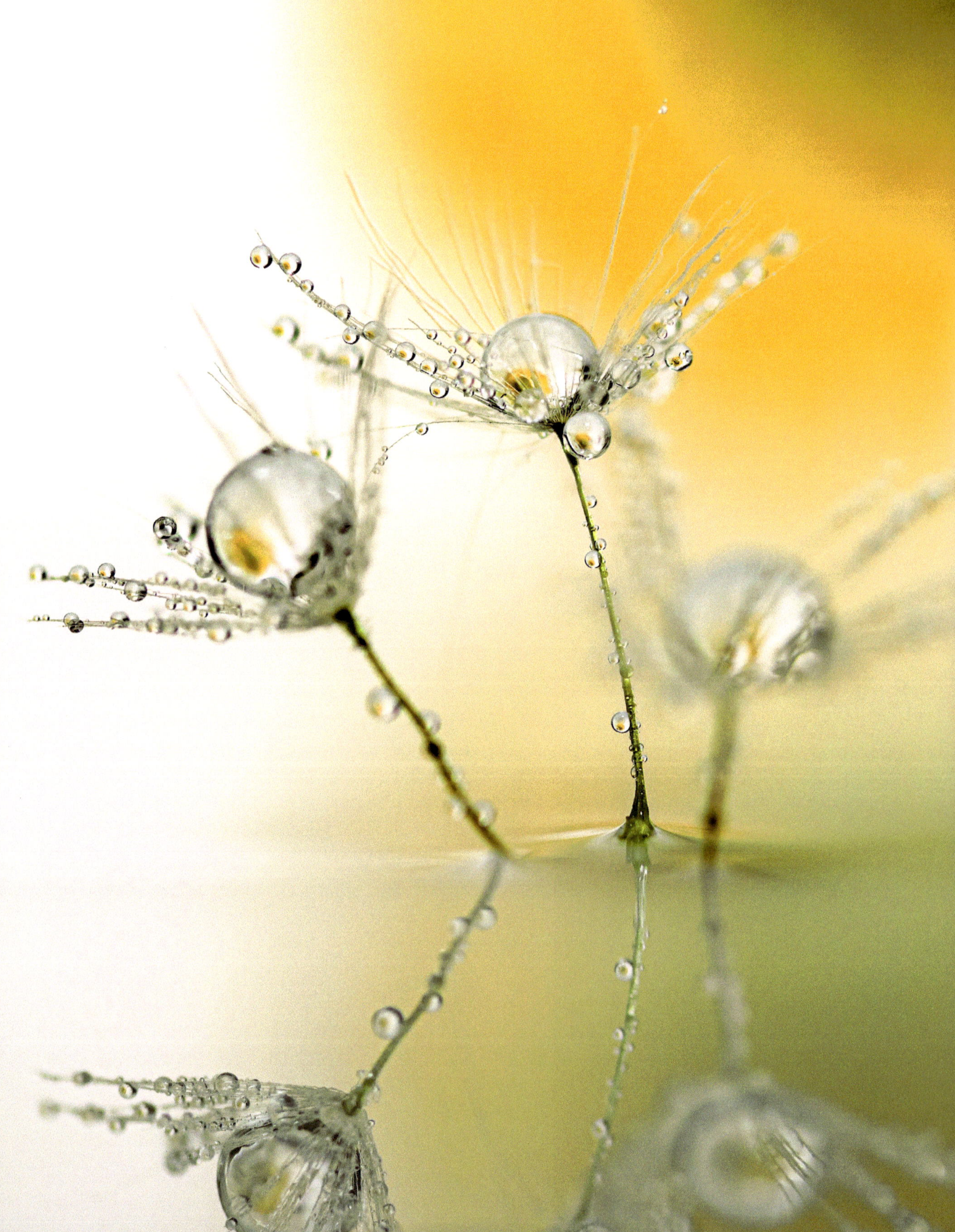

Kreative Kräfte und Karma

Jeder Mensch verfügt über drei große kreative Kräfte: die Kraft der Gedanken, der Worte und der Handlungen. Leider ist nur wenigen Menschen bewusst, über welche großen Kräfte sie verfügen – Kräfte, die ihr Leben beeinflussen und gestalten, sowohl im Positiven als auch im weniger Positiven.

Die Kraft der Gedanken

Unsere Gedanken sind mächtig! Sie können uns krank machen, wenn wir krank machend denken: »Ich kann das nicht mehr hören, ich will das nicht mehr sehen, ich bin so arm ...« Sie können uns aber auch gesund machen. Viele einst schwerkranke Menschen haben es geschafft, ihre Gedanken auf einen anderen, »gesunden« Fokus zu lenken – und wurden gesund. Indem wir dagegen immer an unsere Krankheit denken, nähren wir diese und unser Unwohlsein, denn jeder Gedanke ist Energie.

Mit der Kraft unserer Gedanken kreieren wir unser Leben. Es heißt: »So wie wir in der Vergangenheit gedacht haben, so schaut unser Leben heute aus. Und so wie wir heute denken, so wird unsere Zukunft sein.« Vielleicht möchtest du einmal in einer stillen Minute überlegen: Stimmen meine Gedanken mit dem überein, was ich mir vom Leben wünsche?

Wenn ich ein liebevolles Leben führen will, brauche ich liebevolle Gedanken. Will ich ein Leben in Gesundheit führen, brauche ich gesunde Gedanken usw. Um ein Leben in schöner Fülle zu führen, brauche ich schöne Füllegedanken. Oder am besten eine gute Komposition aus all diesen Gedanken. Die NEIN-Kraft auf gedanklicher Ebene, die ich allem Lebensfeindlichen entgegenstelle, gehört hier natürlich auch dazu.

Die Energie unserer Gedanken ist messbar. Indem ich einen Gedanken oft denke, wird er mit Energie versorgt und kann ziemlich schnell Realität werden. Gedankenenergien strahlen wie Wellen von uns aus und treten dann in Resonanz mit ähnlichen Energien; dadurch ziehen wir genau das in unser Leben, was als Gedankenqualität einst von uns weggegangen ist. Verstärkt wird unsere Gedankenkraft dann noch durch dementsprechende Emotionen. Ob uns dies bewusst ist oder nicht, spielt keine Rolle. Zu einem großen Teil können wir also die Qualität unseres Lebens selbst bestimmen – so wie wir wählen können, welches Fernsehprogramm wir sehen wollen.

Die Kraft der Worte

Worte sind reine Energie, und Energie geht nie verloren. Wie verwenden wir unsere Worte, unsere kreative, schöpferische Energie? Wie oft sprechen wir negativ über uns selbst? Nicht wissend, dass wir dabei auf unser Herz einprügeln – energetisch gesehen.

Wie oft machen wir uns selbst klein und minderwertig? Und andere Menschen ... Wie oft sprechen wir negativ über andere Menschen? Das Wort hört auf, aber die Energie geht weiter. Sie erreicht immer ihr Ziel.

Die Griechen haben ein schönes Sprichwort: »Eine Zunge kann töten.« Wir wissen das. Ein Wort von einem wichtigen Menschen kann einen anderen »erheben« oder ihn »kleinmachen« und so sehr verletzen, dass er nie mehr verzeihen kann. Darum ist es wichtig, nicht nur darauf zu achten, was in unseren Mund hineingelangt (Essen), sondern vor allem, was aus unserem Mund herauskommt (Worte).

Das heißt jetzt nicht, dass wir ab sofort alle nur noch positiv denken und sprechen sollen. Aber wir können einen kleinen Wächter aufstellen, bewusster werden und mehr auf die Qualität unserer Gedanken und Worte achten. So beginnen wir, für unsere »Kreationen« Verantwortung zu übernehmen … und haben schon gewonnen!

Die Kraft der Taten

Für Gedanken, Worte und Handlungen gilt das Gesetz von Ursache und Wirkung: »Was du säst, wirst du ernten.« Wir kennen dieses Gesetz gut. Wir sagen auch: »So wie man in den Wald hineinruft, so kommt es zurück.«
Wer Liebe will, muss Liebe säen. Wenn wir Freundschaft wollen, müssen wir Freundlichkeit ausstrahlen. Wenn wir über genügend Materielles verfügen wollen, müssen wir selbst großzügig und karitativ sein.

Und anders herum funktioniert dieses Gesetz ebenfalls: Wenn wir andere Menschen mit Hass verfolgen, wird immer jemand da sein, der uns hasst. Wer andere verurteilt, wird immer jemanden haben, der ihn verurteilt. Wenn wir anderen etwas wegnehmen, wird es immer jemanden geben, der uns etwas wegnimmt.

Diese drei großen kreativen Kräfte fordern uns auf, Verantwortung für unser Leben zu übernehmen. Mit unserem Denken, Sprechen und Handeln verändern wir energetisch die Welt. Alles, was wir denken, sprechen und tun hat eine Auswirkung, auch wenn wir sie vielleicht gar nicht wahrnehmen. Und damit beginnt das Karma …

Karma, das Gesetz von Ursache und Wirkung

Die Vorstellung von Karma ist in allen Traditionen seit Jahrtausenden bekannt. Karma wird im Westen oft als Schicksal oder Vorbestimmung missverstanden. Am besten versteht man es als das natürliche und unfehlbare Gesetz von Ursache und Wirkung, welches das gesamte Universum ordnet. »Karma« bedeutet wörtlich »Handlung« und bezeichnet sowohl die Kraft, die in unseren Handlungen verborgen liegt, als auch die Folgen, die unsere Handlungen (aber auch unsere Nicht-Handlungen) hervorbringen.

Karma bedeutet, dass alles, was wir tun – Gedanken, Worte und Handlungen – entsprechende Ergebnisse bewirkt. Selbst die kleinste Handlung trägt bereits all ihre Konsequenzen in sich. Gedanken, Worte und Taten sind also nicht nur unsere großen kreativen Kräfte, sondern gleichzeitig unsere »karmischen Handlungen«. Sie bilden die Ursachen, die wir im Lauf unseres Lebens ständig setzen.

Obwohl die Ergebnisse unserer Handlungen jetzt noch nicht gereift sein mögen: Sobald sich die passenden Umstände ergeben, werden sie in jedem Fall zur Reife gelangen. Gewöhnlich vergessen wir, was wir tun, und die Ergebnisse unserer Handlungen holen uns erst lange Zeit später ein, manchmal sogar erst in künftigen Leben. Wir nehmen daher an, die Dinge würden uns »zufällig« geschehen, und wenn alles gut läuft, denken wir, wir hätten eben »Glück gehabt«. So ist es nicht.

Eine Eichel fällt auf den Boden, dringt in die Erde ein und schlägt Wurzeln. Es kann viele Jahre dauern, bis eine prächtige Eiche – als Auswirkung dieser Ursache – heranwächst. Es braucht viele Jahre, gute Erde, Sonnenschein und Regen, um die richtigen Bedingungen für das Wachstum des Baumes zu schaffen. Aber die Wirkung – die Eiche – wurde schon mit der Ursache – der Eichel – gelegt. Mit jeder Ursache (Gedanken, Worte und Taten) wird auch schon die Wirkung angelegt und wie ein Same in die Tiefen des Lebens eingepflanzt.

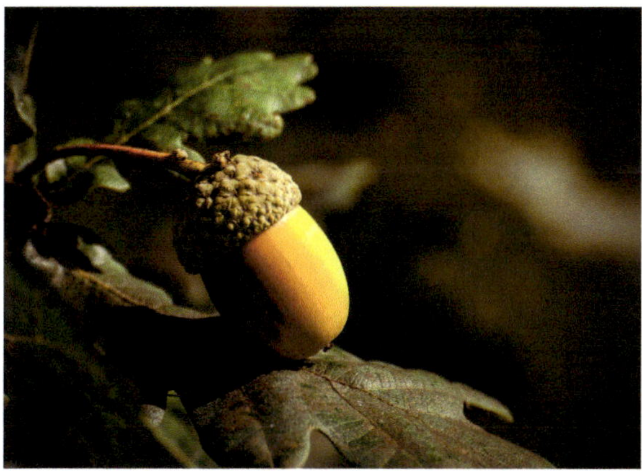

Das Gesetz von Ursache und Wirkung fordert uns also auf, bei all unseren Gedanken, Worten und Handlungen bewusst zu sein. Wir kreieren jeden Augenblick unseres Lebens. Kreieren wir bewusst? Denken wir an die möglichen Auswirkungen? Selbst eine winzige Menge Gift kann töten, und ein kleiner Same kann zu einem riesigen Baum werden. Karma verschwindet nicht wie äußere Dinge noch wird es je außer Funktion gesetzt.

Erleuchtete Lehrer sagen:

**»Du bist, was du warst;
und du wirst sein, was du tust!«**

oder

**»Wenn du dein vergangenes Leben
kennenlernen willst,
schau deine jetzigen Umstände an.**

**Wenn du dein zukünftiges Leben
erkennen willst, schau deine
gegenwärtigen Handlungen an.«**

Goldene Regeln für ein goldenes Zeitalter

Einige asiatische Traditionen berichten von vier Zeitaltern oder Yugas. Man geht dabei von der Vorstellung aus, dass das Sein einem sich zyklisch wiederholenden Ablauf von Werden und Vergehen ausgesetzt ist. Die vier Yugas heißen:

Goldenes Zeitalter	–	Satya Yuga
Silbernes Zeitalter	–	Tretā Yuga
Bronzenes Zeitalter	–	Dvāpara Yuga
Eisernes Zeitalter	–	Kali Yuga

»Satya« bedeutet »Wahrheit«, »Rechtschaffenheit« und »Tugend«. In diesem Goldenen Zeitalter ist das Lebensgesetz des Dharma voll verwirklicht. »Dharma« bedeutet der »rechte Weg«, was Moral und Ethik eines jeden Menschen betrifft. Die Wertschätzung für den heiligen Dharma schwindet dann wieder allmählich von Zeitalter zu Zeitalter.

Über das Silberne und Bronzene Zeitalter weiß man kaum etwas. Über das Kali Yuga – das Dunkle oder Eiserne Zeitalter – weiß man viel, weil wir gerade mittendrin sind, es findet gerade statt. Das Kali Yuga ist das Zeitalter des Streites, des Verfalls, der Kriege, des Leidens und des Verderbens, ethisch-moralische Grundsätze werden von vielen nicht mehr gelebt, menschenunwürdige Systeme geben den Ton an.

Die Yugas sind nicht nur irdische Zyklen; sie stehen in Synchronizität mit den galaktischen Abläufen – so auch mit der Präzession der Erde. Über die Zeitdauer dieser Yugas herrscht keine Einigkeit, darum möchte ich mich hier auch gar nicht festlegen.

Viele Schriften belegen, dass wir schon am Übergang in das Goldene Zeitalter sind. Das Wiedererlangen der Wertschätzung ethischer Grundsätze ist ein wichtiger Aspekt der individuellen Persönlichkeitsentwicklung. Daher hängt es auch von jedem Einzelnen von uns ab, wie rasch dieser Übergang erfolgen wird.

Das Urgesetz des freien Willens

Bewusstseinserweiterung ist ein heute gerne verwendeter Begriff. Unsere Reise durchs Leben führt uns in verschiedenste Bereiche – das Bewusstsein ist immer dabei und ist anschließend um die jeweilige Erfahrung und Einsicht »erweitert«. Bewusstseinserweiterung findet immer statt; und »immer« bedeutet hier: in jedem Augenblick unserer Erfahrung, ob man es weiß oder nicht, also auch jetzt.

Betrachten wir einen Sachverständigen, der sein Fachgebiet studiert hat, so hat sich sein Bewusstsein dahingehend erweitert, dass er spezifisches Wissen hat, spezielles Vokabular kennt und Zusammenhänge auf eine besondere Art versteht: ein Biologe anders als ein Mineraloge, eine Ingenieurin anders als eine Quantenphysikerin, ein Landwirt anders als eine Architektin usw.

Das Urgesetz des freien Willens könnte man auch als die »Goldenen Regeln für das Goldene Zeitalter« bezeichnen. Ich nenne sie gerne »Kinderzimmer-Regeln«, werden sie uns doch schon in unserer Kindheit von unseren Eltern gelehrt. Sie sind so einfach, dass man sie sich an den fünf Fingern einer Hand merken kann:

1. Daumen: Nicht lügen, nicht täuschen, nicht betrügen

2. Zeigefinger: Nicht verletzen, nicht quälen, nicht töten (weder durch Taten noch durch Worte oder Gedanken)

3. Mittelfinger: Nicht unterdrücken, nicht missbrauchen, nicht ausbeuten

4. Ringfinger: Nicht stehlen, nichts nehmen, was nicht gegeben wurde

5. Kleiner Finger: Nichts zerstören, nichts Behinderndes oder Zerstörendes bauen

Diese »Grenzmarkierungen« für den Bereich des freien Willens sind auch mit dem linear-logischen Verstand erfassbar und begründbar. Werden diese Grenzen überschritten, beginnt das dunkle Land der Lüge, des Zwangs und des Leidens. Krieg verstößt konsequent gegen alle fünf Regeln und wird daher oftmals als »Hölle auf Erden« bezeichnet.

Im Dunklen Zeitalter, in dem wir jetzt leben, scheint das rechte Verständnis für das Urgesetz des freien Willens oft verschwunden zu sein. Es wird durch leidbringende Irrlehren ersetzt und zur Unterdrückung anderer missbraucht. Macht und Gier werden gesellschaftsfähig; das Egoziel gilt als das Heilige, nach dem Motto »Der Zweck heiligt die Mittel«. Reichtum für wenige, Armut für viele.

Im Goldenen Zeitalter können zwar »Gesetzesbrüche« weiterhin als Impulse auftauchen, sie haben jedoch keine Chance auf Manifestation, da sie als leidbringend bekannt sind. Jeder gebraucht seinen freien Willen richtig, indem er diese Impulse als negativ erkennt und daher freiwillig seine Gedanken und damit seine Finger davon lässt. Sollte es dennoch zu leidbringenden Worten oder Taten kommen, werden sie schon in den Anfängen von der Familie oder Gruppe korrigiert.

Die »ungesunden geistigen Keime« werden quasi vom Immunsystem der gesunden Gruppe ohne besondere Anstrengung beseitigt.

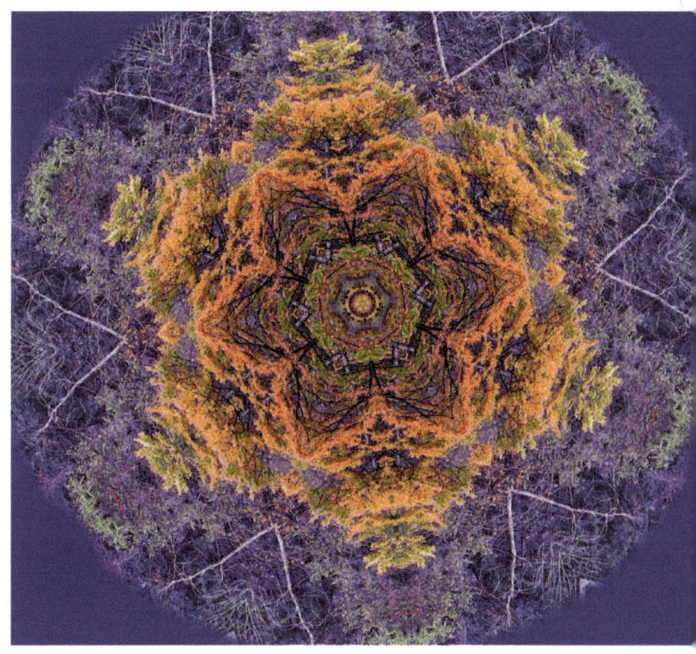

Vergebung

Vergebung hilft uns, mit zwischenmenschlichen Konflikten gut umzugehen und glückliche, gesunde Beziehungen aufzubauen. Sobald wir vergeben, lassen wir unseren Ärger, unsere Bitterkeit und etwaige Rachegefühle los.

Ein Sprichwort sagt: »Wer uns zornig macht, hat die Kontrolle über uns.« Wenn du jemanden hasst, kannst du feststellen, dass sich dein Geist mit Gedanken über die erlittene Ungerechtigkeit oder die gegen dich begangenen Missetaten beschäftigt; immer wieder spulst du das Programm ab und erschaffst damit die Gefühle der Verletzung neu. Und wenn du es dir genau überlegst, gibst du damit deinem Gegenüber freien Zugang zu deinem ureigensten privaten Bereich, deinem Geist.

Vergebung dient unserem eigenen Guten. Wir entscheiden uns für die Vergebung, um unseren Geist vom Strom zerstörerischer Gedanken zu befreien, unser Energieniveau hoch zu halten und unsere geistige Gesundheit zu bewahren. Wir lieben uns selbst genug, um diese ständige Opferhaltung zurückzuweisen und den erlittenen Schmerz zu überwinden.

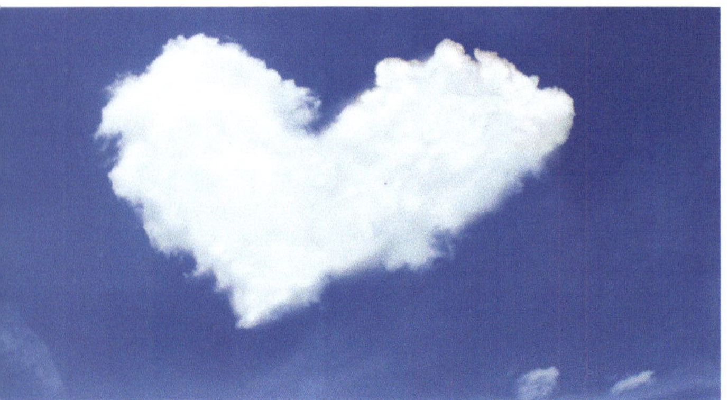

Was passiert, wenn du nicht vergeben kannst? Catherine Ponder, eine anerkannte inspirierende Autorin, schreibt:

> »Im Aufrechterhalten deiner Ablehnung gegenüber einer Person oder Situation bindest du dich an diese durch eine emotionale Bindung, die stärker als Stahl ist. Vergebung ist die einzige Möglichkeit, dieses Band aufzulösen und frei zu werden.« Und: »Im Zustand der Vergebung zieht unser Geist magnetisch Gutes an. Vergebung ist ein Prozess der Selbstheilung und hilft, unsere subtilen Systeme zu entgiften und sogar körperliche Krankheiten zu heilen.«

Studien belegen, dass durch Vergebung chronische Rückenschmerzen, Angstgefühle und Depressionen nachlassen und schädliche Stresshormone reduziert werden. Menschen, die leicht vergeben, führen ein glücklicheres und gesünderes Leben. Vergebung bringt uns einen friedlichen Geist und damit ein harmonisches Dasein. Wir sehen also, dass es in jeder Hinsicht sinnvoll und lebensdienlich ist, mit Vergangenem abzuschließen, denn Gedanken an vergangene Ereignisse, möglicherweise begleitet von Peinlichkeit, Schuldgefühlen oder Wut, stehlen die Zeit, die wir brauchen, um im Hier und Jetzt Freude zu erleben.

Aber wie schließt man das eine oder andere Kapitel in seinem Leben? Es gibt viele Rituale zur Vergebung, einige davon üben wir in der PranaVita-Ausbildung. Darunter ist Ho'oponopono, ein besonders schönes, hawaiianisches Vergebungsritual, mit dem ich auch immer wieder persönlich arbeite. Mittlerweile gibt es auch viele Bücher darüber.

Kluger Selbstschutz

Was das Thema »Schutz« betrifft, spielen sich in diesem sogenannten New Age einige ziemlich gestörte »Wahrheiten« ab. Hat man doch die Menschen dazu gebracht, ihren natürlichen Schutz aufzugeben und für alles offen zu sein. Schlimmer noch: für alles selbst verantwortlich zu sein.

Wir sind für vieles selbst verantwortlich, was sich in unserem Leben zeigt, aber nicht für alles – leben wir doch in einem bedingten Universum, in dem alles mit allem zusammenhängt. Tom Kenyon schreibt in einem seiner Bücher so schön vom »NAM«, dem »New-Age-Mist«. Unseren Schutz vollkommen aufzugeben und uns für alle Erscheinungen in unserem Leben selbst verantwortlich zu fühlen, gehört zu diesem NAM.

Wenn wir unseren Körper betrachten, weiß dessen Intelligenz ganz klar, dass Grenzen notwendig sind. Jede Zelle besitzt eine Zellwand, die sie gegen die Außenwelt abschirmt und vor dem Eindringen von zum Beispiel schädlichen Viren und Bakterien schützt. Und jede Zelle, die diesen Schutz aufgibt, geht rasch ihrem Untergang entgegen. Ohne Grenzen gibt es kein Leben. Jede Zellwand hat kleine Öffnungen nach außen, die jedoch bewacht werden. Spürt die Zelle, dass gutartige Besucher – wie Sauerstoff oder Nährstoffe – kommen, werden die Türen geöffnet. Die Gifte aber sollen draußen bleiben.

Unsere Mutter Erde hat ihren Schutz in Form des Erdmagnetfeldes und der Atmosphäre. Auf der menschlichen Ebene ist es das Gleiche: Da gibt es Menschen, die es gut mit uns meinen, und solche, die sich eher giftig auf uns auswirken. Ebenso Situationen. Dabei müssen wir nicht einmal in eine »Gut/schlecht«-Bewertung gehen: Die Person kann natürlich machen, was sie will – solange wir selbst (und andere) davon nicht beschädigt werden. Wir müssen eine klare Grenze aufstellen: Ist eine Person oder Situation nicht gesund für uns, gehen wir auf Distanz oder verwenden eine Schutztechnik. Punkt!

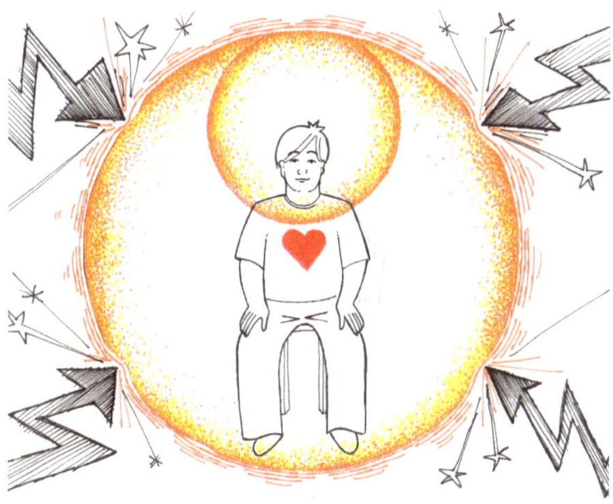

Spirituelle Menschen sind immer aufgefordert, sich von ihrem Mitgefühl leiten zu lassen, aber sie müssen sich nicht als »Fußabtreter« oder »emotionaler Mistkübel« missbrauchen lassen. Das Mitgefühl beginnt beim Mitgefühl für sich selbst, und dazu gehört nun mal ganz klar, sich von verletzenden Situationen abzugrenzen.

Die energetische Reinigung von Räumen

Das energetische Reinigen von Häusern, Wohnungen und Stallungen ist in unserem Brauchtum fest verankert. Denken wir doch an die Raunächte, in denen zum Beispiel die Landwirte Hof und Haus »räuchern«, um eventuelle Dämonen und böse Geister zu vertreiben und den Energien des neuen Jahres Platz zu machen; diese Nächte waren ihnen heilig. Viele Menschen lassen auch ein neues Haus oder Geschäftslokal von einem Priester segnen, der dann mit seinem Weihrauchkessel, mit Weihwasser und Gebeten im Grunde das Gleiche macht: Er reinigt das Gebäude.

Räume energetisch zu reinigen ist sinnvoll, vor allem, wenn »störende Energien« vorhanden sind: Energien eines Vorbesitzers, Energien des Streites und Zankes oder Energien von Patienten, wie das in Praxisräumen oft der Fall ist.

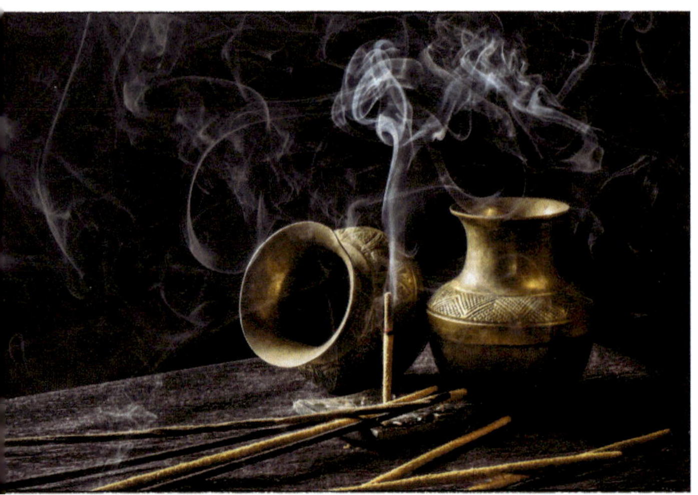

Einige Tipps zum Reinigen von Räumen

Lenke dabei deinen Fokus auf das, was du tun möchtest: REINIGEN!

- **Lüften** – regelmäßig und gründlich – ist eigentlich selbstverständlich und einfach, am besten mit etwas Durchzug. Aber manchmal reicht dies nicht aus.

- **Räucherwerk**: Salbei, wie von Indianern verwendet: Nimm einige getrocknete Salbeiblätter, gib sie in eine Schale und zünde sie an. Weihrauch – aus der christlichen Tradition. Sandelholz – perfekt zum Reinigen von Räumen, weil es viel grünes, reinigendes Prana enthält.

- **Klänge**, Töne und Rhythmen von Klangschalen, Zimbeln, Gongs oder Trommeln wirken sehr reinigend. Es muss keine große Trommel sein, oft genügt schon die Tischplatte oder eine Schachtel, auf der du rhythmisch trommelst.

- **Gebete und Mantra**s, egal aus welchem Kulturkreis, haben eine stark reinigende und vitalisierende Wirkung. Hier sei besonders das Mantra »OM« oder »AUM« hervorgehoben, weil es eines der ältesten und stärksten Mantras ist, das in vielen Variationen angeboten wird.

- **Pflanzen:** Sie nehmen sehr viele dunkle Energien mit ihren grünen Blättern oder

Stacheln auf und transformieren sie. Besonders zu empfehlen sind Kakteen mit langen Stacheln. Diese Form der Raumreinigung eignet sich besonders für Geschäfts- und Konferenzräume oder Klassenzimmer, weil eine Pflanze unauffällig ist. Sage der Pflanze mental, dass sie den Raum reinigen soll (keine Sorge, sie versteht dich), und dann gönne ihr ab und zu Erholung und ersetze sie in dieser Zeit durch eine andere Pflanze.

- **Ätherische Öle**: Verwende dazu eine Duftlampe (oder besser: einen Diffuser/Vernebler) und naturreine Aromaöle, wie Pfefferminz- oder Lavendelöl. Auch die ätherischen Öle von Teebaum, Eukalyptus, Weihrauch, Zeder, Zitrusfrüchten und Lemongras sind zu empfehlen.

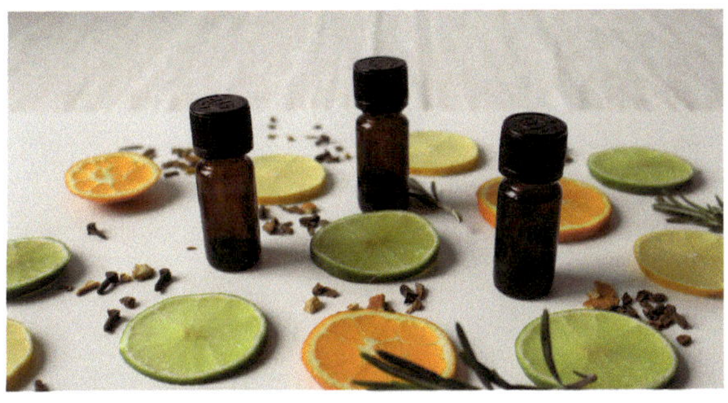

- **Energetische Raumsprays:** Sie sind auf die Schnelle sehr wirksam. Wichtig ist, dass dir der Duft angenehm ist.

- **Kristalle**: Sie nehmen die Energien aus ihrer Umgebung auf und reinigen dadurch einen Raum. Aber denke daran, den Kristall selbst wieder regelmäßig und behutsam zu säubern – zum Beispiel unter fließendem Wasser.

- **Verschiedene Symbole**: Reiki-Symbole oder andere.

- Auch **gesegnetes Wasser** reinigt einen Raum von störenden Energien, ebenso das Klatschen mit den Händen, vor allem wenn mehrere Menschen daran beteiligt sind.

- **PranaVita-Techniken** dienen ebenfalls zur Reinigung und Vitalisierung von Räumen und Häusern.

Helga Eschbacher – Sehnenscheidenentzündung (Tennisarm)

Eine Frau konnte wegen einer Sehnenscheidenentzündung schon ein Jahr lang nicht einmal mehr eine Dose öffnen. Ich behandelte sie – und darüber hinaus ein zweites Mal über die Ferne. Zwei Wochen später stand sie mit einem wunderschönen Blumenstrauß vor mir, bedankte sich herzlich und sagte: »Alles weg!«

In Ägypten knickte ein Volleyballspieler mit dem Fußknöchel um, sodass der Fuß in den nächsten Minuten bis vor zu den Zehen ganz blau wurde. Ich fragte den Mann, ob ich helfen dürfe. Ein anderer Spieler machte sich lustig: »Haha, heilende Hände ...«, doch ich ließ mich nicht irritieren und behandelte den Verletzten 15 Minuten lang. So wie das »Blau« gekommen war, verschwand es auch wieder. Der Betroffene rief: »Juhuu, ich habe keine Schmerzen mehr!« – und spielte weiter.

Lichtnahrung

Prana, die wundervolle Lebensenergie, erhält uns am Leben; sie hilft uns nicht nur, unsere Gesundheit zu erhalten oder wiederzugewinnen, sie kann uns auch als Nahrung dienen: Lichtnahrung wird weltweit tatsächlich von vielen Menschen praktiziert, sie ernähren sich feinstofflich, also von der Lebensenergie.

In fernöstlichen Traditionen wie in Indien oder Tibet ist es nicht ungewöhnlich, von Prana zu leben; dies wird dort von vielen Yogis und spirituell Praktizierenden seit Jahrhunderten gemacht.

In der westlichen Welt wurde das Thema »Lichtnahrung« durch das gleichlautende Buch der Australierin Jasmuheen bekannt gemacht. Auch der 2010 erschienene Kinofilm »Am Anfang war das Licht« von P.-A. Straubinger hat viel dazu beitragen, dieses Thema einer breiten Öffentlichkeit zugänglich zu machen.

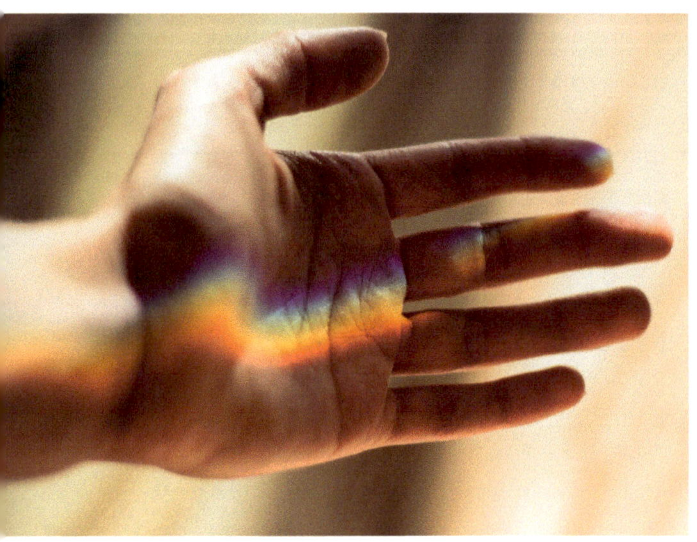

1997 fiel mir also das Buch von Jashmuheen in die Hand. Bei nächster Gelegenheit absolvierte ich diesen dreiwöchigen Prozess in einer Gruppe und unter Anleitung eines Heilpraktikers. Dabei stellte sich die »Software« meines Körpers von der grobstofflichen auf die feinstoffliche Ernährung um. Da ich wissen wollte, ob es tatsächlich funktioniert, habe ich danach ein Jahr lang gar nichts gegessen, ich trank nur Wasser, Tee und Kaffee. Und ich habe das Essen nicht vermisst.

Durch diesen Prozess verabschiedete ich mich auch von einigen alten Glaubensmustern. »Wenn du nichts isst, stirbt der Körper« – so lautet die allgemeine Annahme. Man kann alles hinterfragen! Außerdem »isst« man bei der Lichtnahrung ja – allerdings nur Lebensenergie. Und die atmet man sowieso ein. Für mich war dieses Jahr der Lichtnahrung eine überaus starke Zeit, energetisch gesehen. Ich möchte diese wertvolle Erfahrung in meinem Leben nicht missen, und auch heute noch praktiziere ich sie immer wieder, allerdings nur für wenige Wochen pro Jahr.

Nach dieser interessanten Erfahrung habe ich Jasmuheen einige Male nach Österreich eingeladen, um Vorträge zu halten und Seminare zu geben. An dieser Stelle möchte ich allerdings auch vor Selbstversuchen im Zusammenhang mit dem sogenannten Lichtnahrungsprozess warnen, ebenso vor anderen Experimenten mit längerfristiger Nahrungskarenz. Dies darf keinesfalls »planlos« und naiv durchgeführt werden!

Alexandra David-Neel über die Lichtnahrung

Bei einem meiner Aufenthalte in Nepal las ich »Land der Is – In Chinas Wildem Westen« von Alexandra David-Neel (1868–1969). Diese französische Reiseschriftstellerin und Erforscherin der tibetischen Kultur reiste viel durch Asien – zu einer Zeit, als das vor allem für Frauen noch fast unmöglich war.

In Indien lernte sie den Dalai Lama kennen und wurde von ihm nach Tibet eingeladen. Sie lebte ein Jahr lang im Himalaja als Einsiedlerin und wurde auch in den Stand eines Lama erhoben. Eine ihrer Asienreisen trat sie im Jahr 1911 an; sie dauerte dann 14 Jahre lang.

In ihrem Buch habe ich einen interessanten Artikel gefunden, zur Lichtnahrung passend, von dem ich hier einen Auszug weitergeben möchte:

»Laut ihren Legenden nährten sich die Tibeter ursprünglich von Luft. Atmen allein genügte ihnen. Die klassische Übung hierzu geht folgenden Weg: zuerst sich aller kompakten Nahrung enthalten, wie zum Beispiel des Fleisches der Tiere, dann immer mehr auch auf Gemüse und Früchte verzichten, dabei nach und nach die Nahrungsmenge vermindern und sich schließlich auf fast nichts herabsetzen. Im weiteren Verlauf vermeidet man jede feste Nahrung überhaupt und beschränkt sich darauf, nur reines Wasser zu trinken. Zuletzt, auf dem Gipfel der Entwöhnung, genügt es dem Einsiedler, der sich im Gebirge den Übungen unterzogen hat, nur noch zu atmen, um die in der Luft enthaltenen Nahrungsstoffe aufzunehmen und so für unbegrenzte Zeit, vielleicht für immer, sein Dasein zu fristen.

Unter ›Atmen‹ hat man hier jedoch eine besondere Art der Atmung zu verstehen, anders als wir sie unbewusst unser Leben lang vollziehen. Die Luft auf diese besondere Art einzusaugen und ihr die nährenden Bestandteile zu entnehmen, sie zum Zweck der Unsterblichkeit oder wenigstens einer ungewöhnlichen Langlebigkeit einzuatmen, bedarf einer vieljährigen Übung.

Die Tibeter haben nach ihren eigenen Chroniken offenbar den umgekehrten Weg durchlaufen. Ursprünglich bildete die Luft ihre einzige Nahrung. Damals waren ihre Körper ungemein leicht; sie konnten nach Belieben frei durch den Raum schweben. Diese Fähigkeit schreibt man übrigens auch den taoistischen Einsiedlern und Magiern zu.

Irgendwelche Leute nun führten einmal von ungefähr etwas Erde zum Munde und fanden es wohlschmeckend. Das teilten sie den anderen mit, und daraufhin begannen alle, von dieser Erde zu essen, die eine Art Gallerte war und in der Sonne schmolz.

Als die Tibeter einmal begonnen haben, Nahrung (Erde) zu sich zu nehmen, verloren sie ihre Leichtigkeit und die Fähigkeit, sich schwebend durch den Raum zu bewegen. Auch hatten sie nun das Bedürfnis, immer wieder von dieser Erde, die mit einer tauähnlichen Körnerschicht bedeckt gewesen sein soll, zu essen. Später kosteten sie auch den Reis, der wild wuchs, und da er ihnen schmeckte, nährten sie sich davon.

Von da an trocknete die gallertartige Erde ein. Der Reis, den sie abschnitten, wuchs zwar von selber wieder nach, trotzdem tauchten Gedanken der Vorsorge in den Köpfen einiger auf. Könnte es nicht sein, fragten sie sich, dass der abgeschnittene Reis einmal nicht mehr nachwüchse? Wäre es nicht klug, einen Vorrat davon anzulegen? Sie taten es und von diesem Augenblick an wuchsen die abgeschnittenen Körner tatsächlich nicht mehr nach.

Dann kam es unter ihnen zu Streitigkeiten wegen des Besitzes der Reisvorräte, und sie wählten Häuptlinge, die Gesetze bezüglich des Eigentumsrechts und des gegenseitigen Verhaltens erlassen und den Gesetzen Geltung verschaffen sollten ...«

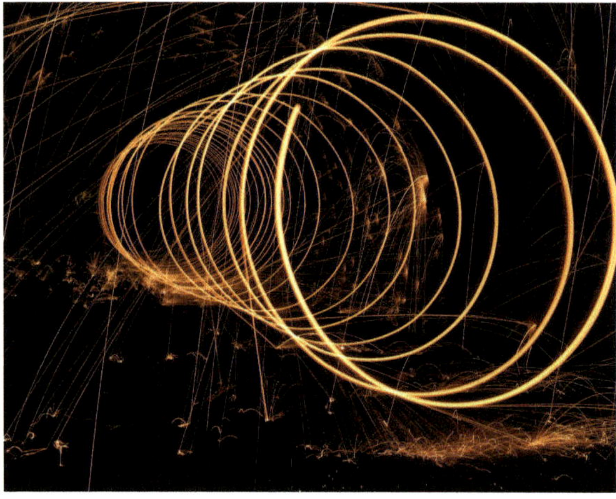

Bianca André – Multiple Sklerose u.a.
Sehr gerne denke ich an die Behandlung einer MS-Klientin, die seit über 20 Jahren an dieser Krankheit litt. Sie ist eine Kämpferin und wollte unbedingt gesund werden. Und das ist ihr auch gelungen! Ich begleitete sie meistens mit den Techniken von PV Level 3, da sie sehr viele emotionale Blockaden hatte. Sie hat inzwischen auch alle Prana-Vita-Therapiehilfen intus und wendet diese seit einem Jahr auch ohne meine Hilfe an: Atemübungen, Klänge, Meditationen ...
In meiner energetischen Praxis darf ich auch immer wieder erfolgreiche Chemobegleitungen durchführen und unzählige energetische Unterstützungen, die zu schnellerem Gesundwerden beitragen.

Mag. Gunter Gradischnig – Allergische Reaktion
Seit meiner Jugend habe ich nur Wassermelonen vertragen. Bei allen anderen Melonen, wie Zucker- und Honigmelonen, wurde mir übel. Ganz schlimm war die Kombination »Schinken mit Melone«, bei der ich mich sogar übergeben musste. Im Zuge der Pranavita-Ausbildung (Level 3) machten wir eine Partnerübung: Man stellt sich eine Unverträglichkeit vor, und der Partner behandelt sie mit PranaVita, um sie aufzulösen. Ich wurde damals nur ein einziges Mal behandelt und kann seitdem jede Art von Melonen – auch in Kombination mit Schinken – essen, ohne Übelkeit. Ganz in Gegenteil – sie schmecken mir! Danke, PranaVita!

Siddhis – die Kräfte des Bewusstseins

In den östlichen Traditionen werden die Kräfte des Bewusstseins »Siddhis« oder »yogische Kräfte« genannt. Zu den gewöhnlichen Siddhis zählen psychische Fähigkeiten wir Hellsehen, Hellhören und Hellfühlen – dabei handelt es sich um eine Verfeinerung der körperlichen Sinne. Manche Menschen können auch »hellriechen« oder »hellschmecken«. Außerdem zählt das sogenannte »innere Wissen« oder »Hellwissen« zu den gewöhnlichen Siddhis: Man weiß etwas, man weiß aber nicht, warum man es weiß.

Wenn man etwas auf einer subtilen Ebene fühlt, nennt man dies »Hellfühlen« oder »inneres Fühlen«. Das Fühlen subtiler Energien, der Energien der Auren, der Chakras, der Energieblockaden zum Beispiel, ist ziemlich leicht zu erlernen. Bei PranaVita erlernt man es schon in der Grundausbildung, und viele unserer Seminarteilnehmer sind erstaunt, was sie mit ihren Händen alles erfühlen können.

Wenn jemand vor seinem geistigen Auge Dinge sieht, die physikalisch nicht sichtbar sind, verfügt er über »Hellsichtigkeit« oder »inneres Sehen«. Das Sehen der Auren, der Chakras, der subtilen Energien, der Pranafarben fällt darunter. Hellsehen ist nicht so leicht zu erlernen wie Hellfühlen, wobei es aber genügend Übungen gibt, auch diese Fähigkeit zu stärken.

Wenn Informationen innerlich gehört werden, nennt man dies »Hellhörigkeit« oder »inneres Hören«. Menschen mit dieser Fähigkeit erhalten feine innere Eindrücke von Klängen oder Stimmen, manche hören auch Musik von großer Schönheit, und einige andere können »Energie hören«. Wieder andere können feinstoffliche Energien riechen oder schmecken.

Wenn man eine innere Ahnung verspürt, aber nicht weiß, woher dieses Wissen kommt, dann ist es »Hellwissen«, »Clairgnosis« oder »inneres Wissen« – eine faszinierende Fähigkeit, über die viele Menschen verfügen, sobald sie es sich zugestehen und es zulassen. Allerdings muss sich dieses innere Wissen dann auch als Wahrheit herausstellen, sonst ist es nur Selbsttäuschung.

Die »inneren Sinne« werden bei einer PranaVita-Ausbildung geschult und durch regelmäßige PranaVita-Anwendungen gestärkt und entwickelt. Je regelmäßiger die Hauptchakras gereinigt und vitalisiert werden, desto aktiver werden die verfeinerten Sinne. Auch üben wir in den höheren Levels Telepathie und wie man Löffel biegt – was unseren Kursteilnehmern immer sehr viel Freude bereitet.

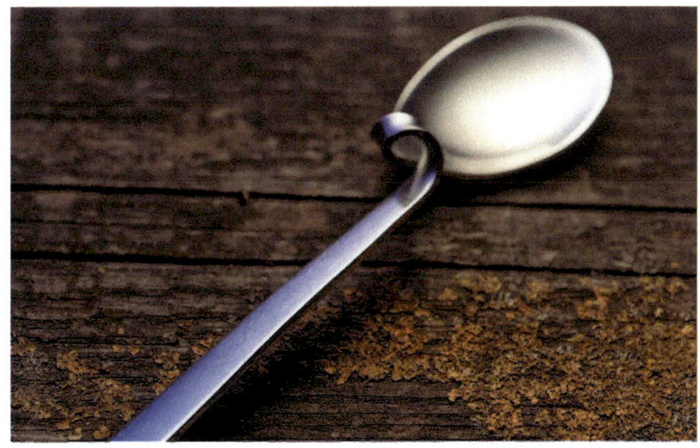

Heilende Fähigkeiten zählen zu den gewöhnlichen Siddhis, und jeder Mensch verfügt darüber. Diese innewohnenden Gaben müssen nur wiederentdeckt und kultiviert werden. Mit genug Hingabe kann man sie gut entwickeln.

Alle spirituellen Traditionen kennen ihre Versionen der Siddhis und lehren Wege und Übungen, wie man sie erlangen kann. Diese Fähigkeiten entfalten sich mit der spirituellen Entwicklung eines Menschen. Und da wir als Menschheit auf dem Weg in ein neues Zeitalter sind, werden sie auf dieser nächsten Stufe der Menschheitsentwicklung vielen Menschen zugänglich sein.

Heute ist das schon deutlich bei den sogenannten »Indigo- oder Kristallkindern« wahrzunehmen, bei denen sich manchmal verschiedene Siddhis ganz spontan zeigen. Es wird außerdem berichtet, dass praktisch alle Heiligen der Menschheitsgeschichte über einige dieser außergewöhnlichen Kräfte verfügten.

Im Gegensatz zu den gewöhnlichen Siddhis manifestieren sich die größeren bzw. höheren Siddhis eher selten und hauptsächlich bei Menschen, die in ihrer spirituellen Entwicklung sehr weit fortgeschritten sind. Zu diesen Siddhis gehören zum Beispiel die bemerkenswerten Fähigkeiten der Teleportation (seinen Körper oder einen Gegenstand kraft des Geistes an einen anderen Ort bewegen), der Bilokation (an zwei Orten gleichzeitig erscheinen), der Levitation (das Schweben des Körpers), die Erinnerung an frühere Inkarnationen oder Leben. Ebenso Materialisation oder die Beeinflussung des Wetters und andere mehr.

Ich habe die Gabe der Materialisation bei Sathya Sai Baba in Indien gesehen, als er die heilige Asche Viphuti aus seiner leeren Hand manifestierte und an die Anwesenden verteilte. Sai Baba soll übrigens viele andere Siddhis beherrscht haben: Er hat Fingerringe mit seinem Abbild manifestiert und auf einem einzigen Baum verschiedenste Früchte gleichzeitig wachsen lassen und dergleichen mehr.

Mit einem Freund besuchte ich Swami Isa in Tiruvannamalai/Südindien. Nach einem schönen Gespräch fragte er uns, ob wir ein Geschenk von ihm mitnehmen wollten. Ich sagte: »Nein danke, das ist wirklich nicht nötig.« Mein Begleiter aber antwortete sofort: »Ja bitte, gerne!« Und so manifestierte Swami Isa vor unseren Augen einen kleinen Metall-Elefanten für meinen Begleiter und eine Kette aus bunten Perlen für mich. Ich war so ergriffen, dass ich meine Tränen nicht zurückhalten konnte.

Macht es glücklicher, über Siddhis zu verfügen? Nein – es sind dem Bewusstsein innewohnende Kräfte, und was zählt ist, dass man diese Fähigkeiten nicht erzwingt, sondern vorher daran arbeitet, wie man sein Mitgefühl erweitert und seine vorhandenen Fähigkeiten zum Wohl aller einsetzt. Kluge Yogis stellen ihre Siddhis nicht zur Schau, weil die Erlangung des höchsten und wichtigsten Siddhi wesentlich ist: die Auflösung des Ego.

Dankbarkeit

Wir leben in einer von Firmen und Großkonzernen beherrschten Zeit, in der mithilfe von Massenmedien und Werbeprofis ständig neue Wünsche geweckt und neue »Standards« vorgegeben werden. Die Menschen sind zu manipulierten Konsumenten geworden, denn das hält die Konzerne am Leben. Man sieht, hört und liest, welche Produkte und Marken man wählen muss, um glücklich und »in« zu sein. Viele Idealbilder werden vorgegeben, denen die Menschen wie Schafe nachlaufen. Wer hier nicht mehr mithalten kann, ist unglücklich, neidisch oder nörgelt unentwegt an den äußeren Umständen herum.

Slogans wie »Geiz ist geil« oder »Da wird dein Nachbar grün vor Neid« zieren die Werbung, und kaum jemand denkt nach, welche Geistesgifte hier bewusst ausgeschüttet und welche Emotionen geschürt werden. Es gipfelt in dem Motto der besonders Gierigen: »Viel zu viel ist noch lange nicht genug ...«

Sehr viele Menschen sehen in ihrem Leben nur Probleme oder unerfüllte Bedürfnisse und erkennen nicht die vielen Geschenke, die uns täglich umgeben: das sanfte Grün der Natur, ein Lächeln, der Duft einer Blume, das Rauschen des Windes oder des Meeres, die Tiere, die uns als Begleiter zur Seite gestellt wurden, ein Strahlen in den Augen der Kinder ...

Wer bedankt sich schon dafür, dass er eine Nacht gut durchgeschlafen hat? (Für viele Schlaflose wäre es ein schönes Geschenk!) Und wer bedankt sich dafür, dass er in ein weißes oder hübsch gemustertes Federkissen weinen darf, wenn er unglücklich ist? (Es gibt genug arme Menschen, die überhaupt kein Kopfkissen haben.) Ein Dach über dem Kopf oder unser eigenes Bett halten wir für selbstverständlich. (Eine nicht geringe Anzahl von Menschen auf der Welt hat nicht einmal das.) Wir müssen kein schlechtes Gewissen haben, weil wir diese Dinge besitzen, aber wir sollten daran denken, wenn wir abends im Bett liegen, und dankbar sein.

Und so ähnlich ist es auch mit der Gesundheit: Solange man gesund ist, denkt man nicht darüber nach. Erst wenn man erkrankt, wird einem bewusst, wie wertvoll Gesundheit ist; kein Geld und keine Annehmlichkeiten bereiten wirklich Freude, wenn man sich krank und elend fühlt. »Der gesunde Mensch hat tausend Wünsche, der Kranke nur einen« ist ein weiser Spruch. Und falls wir gesundheitliche Probleme haben, sollten wir dankbar sein für die vielen verfügbaren Möglichkeiten, um sie zu kurieren.

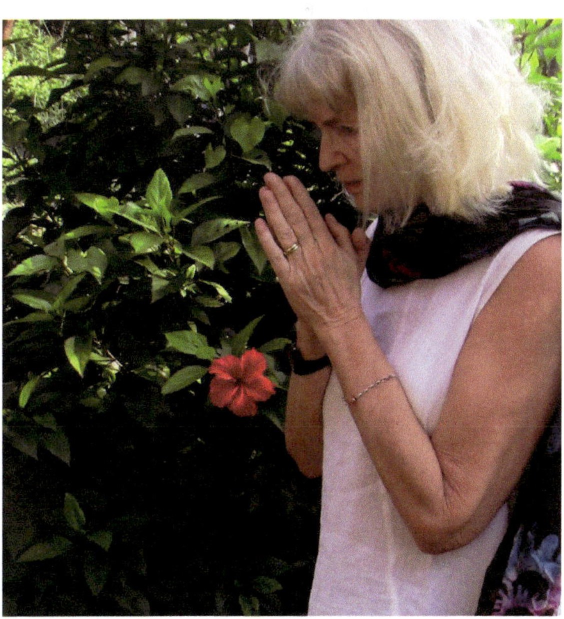

Solange wir uns auf materielle Dinge fokussieren, werden wir niemals dauerhaft glücklich sein. Denn kaum ist das »Ding« da, wünschen wir uns schon das nächste und beginnen wieder, unserem Glück nachzulaufen. Man sagt: »Wahres Glück gibt es nur in deinem Inneren, und das ist sehr unabhängig davon, was du im Äußeren hast.« Dankbar sein hat mit dem »Fülle-Bewusstsein« zu tun.

Dazu hilft die folgende Reihe an logischen Überlegungen weiter:

1. **Notwendigkeit:** Was ist notwendig? Nahrung, Kleidung, Wohnung, Gesundheit, Bildung.

2. **Bescheidenheit:** Bescheidene Menschen sind zufrieden, wenn die Notwendigkeiten erfüllt sind.

3. **Zufriedenheit:** Zufriedenheit kann durch den Wunsch nach Unnötigem gestört werden. Hier hilft die eigene Innenschau und Reflexion, damit der Wunsch nach Unnötigem und Belastendem nachlässt.

4. **Dankbarkeit:** Dankbarkeit entsteht wie von selbst dank der Unterscheidung in Wesentliches und Unwesentliches: Dankbarkeit für die Erfüllung des Notwendigen einerseits, andererseits aber auch Dankbarkeit für den Verzicht aufs Unnötige, Belastende.

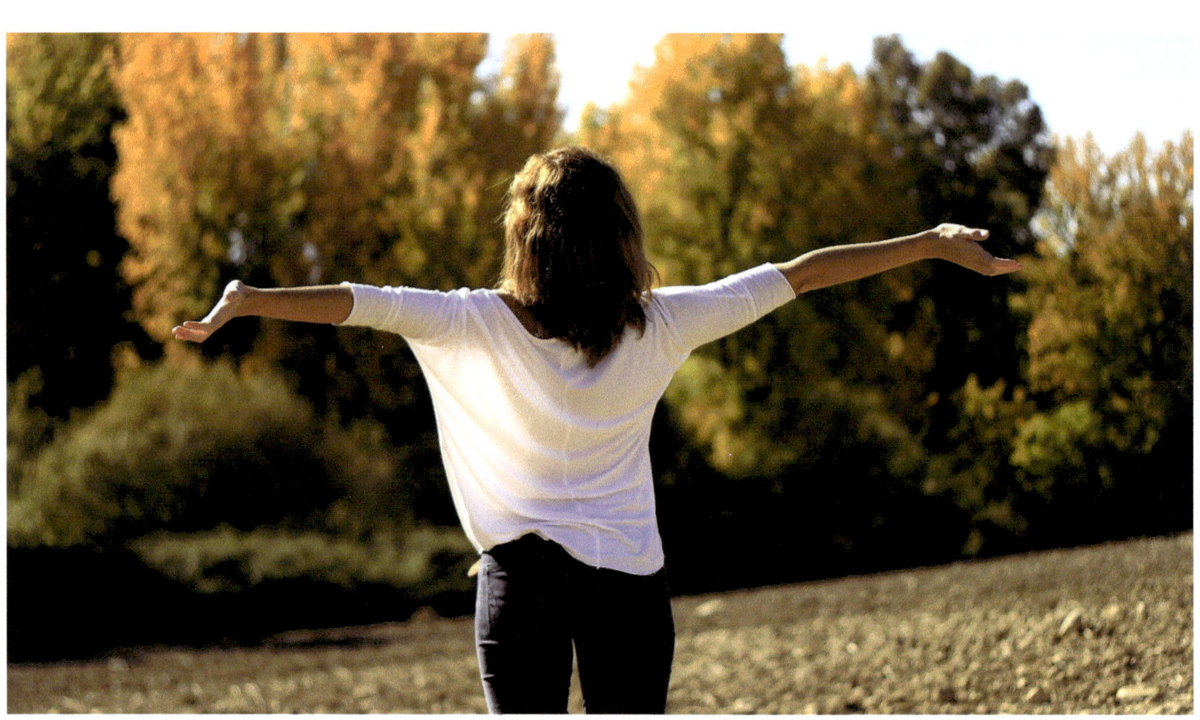

5. **Fülle:** Basis ist die Notwendigkeit; das Notwendige muss vorhanden sein. Die Sicherung des Notwendigen genügt den Bescheidenen. Das Grundgefühl ist Zufriedenheit. Freude liegt in der Dankbarkeit. Zusammen sind sie die Fülle.

Es ist leicht, dankbar zu sein, wenn man gesund ist, wenn man von seinem Partner geliebt wird, wenn die Kinder gut heranwachsen, wenn die Firma ertragreich läuft.

Aber wie sieht es aus mit der Dankbarkeit, wenn man schwer erkrankt, wenn man vom Partner verlassen wird, wenn ein Kind verunglückt oder stirbt, wenn die Firma bankrott geht …? Da soll man dann noch dankbar sein? Und hier beginnt die riesengroße Herausforderung für einen bewussten Menschen. Denn auch alle Unglücksfälle in unserem Leben lassen uns reifen und wachsen und formen unsere »Qualität« als Mensch.

Übung

Führe ein Danke-Tagebuch, vielleicht mit der Überschrift »Wofür ich heute dankbar bin« oder »Was ich heute Schönes erlebte habe«. Schreibe täglich mindestens fünf Gründe auf, wofür du heute dankbar bist. Oder teile deinem Partner oder einem guten Freund deine fünf Gründe mit.

Ein Danke-Tagebuch hilft dir, immer leichter den Fokus auf die schönen Dinge des Lebens zu lenken und dir deiner negativen Gedanken und Emotionen bewusst zu werden. Es ist ein kleines »Werkzeug«, das dein Leben transformieren kann.

Der große Weisheitslehrer Jesus (Joshua) hat uns in Parabeln gelehrt. Er sagte:

»Denn wer da hat, dem wird gegeben, dass er die Fülle habe; wer aber nicht hat, dem wird auch das genommen, was er hat.« (Matthäus 13,12)

Das mutet zuerst einmal komisch an … Diejenigen, die haben, denen soll noch etwas gegeben werden?

Jesus sprach über die Dankbarkeit! Wer dankbar ist – auch für die kleinste Kleinigkeit –, dem wird gegeben – mehr und mehr … Denn wenn wir Dankbarkeit empfinden, strahlen wir die Energie der Dankbarkeit aus.

Was wir ausstrahlen, ziehen wir wiederum in unser Leben herein. Das ist das Gesetz der Resonanz.

Also täglich, sooft es geht, DANKE sagen – und es auch wirklich so meinen! Danke an das »All-Gute«, für die vielen Geschenke, die das Leben täglich für uns bereithält.

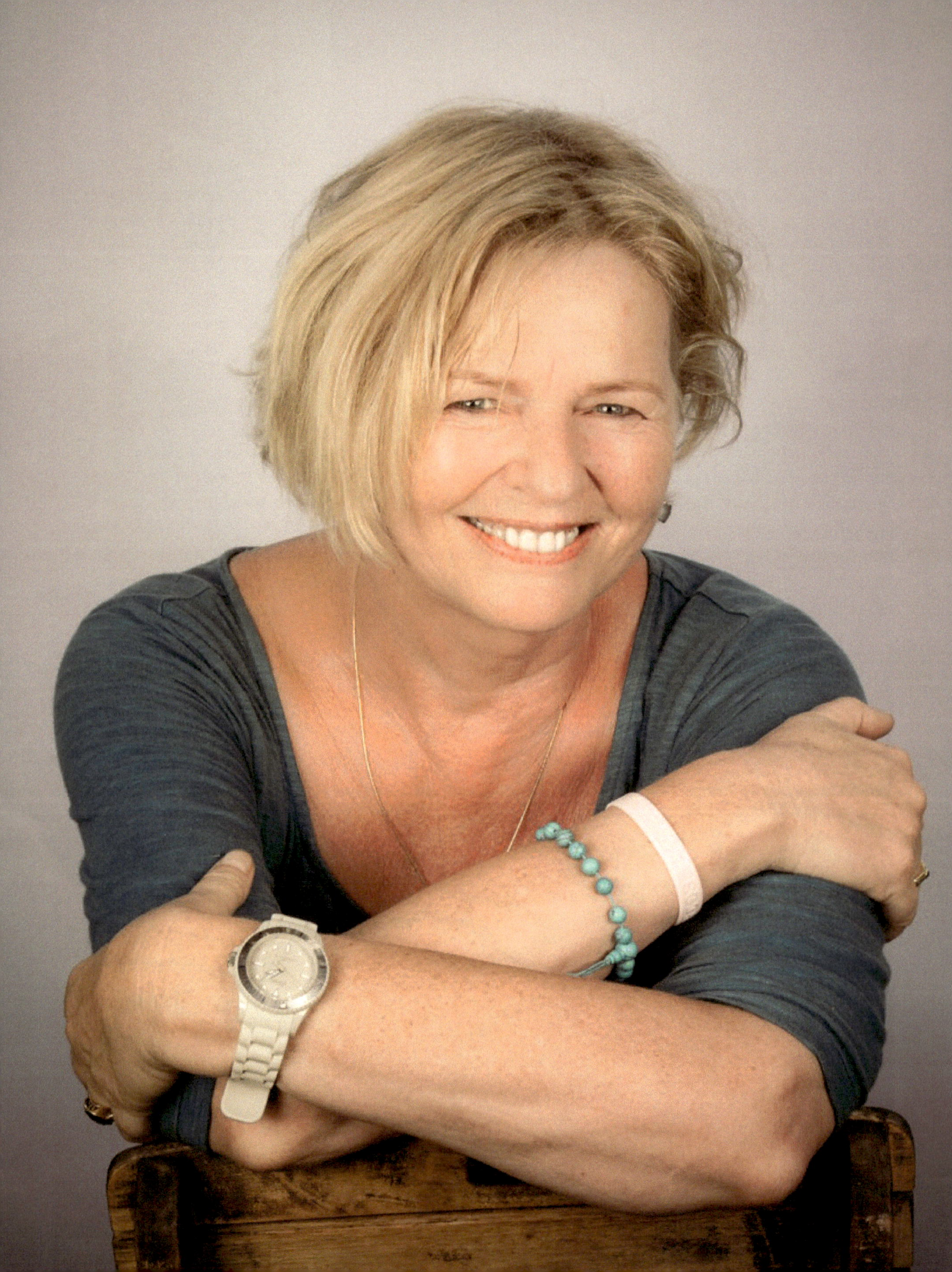

Nachwort

Dass wir Menschen nicht nur aus Körper und Geist bestehen, sondern auch elektromagnetische, also energetische Wesen sind, ist ja inzwischen hinlänglich bewiesen.

Wenn wir über den alltäglichen Tellerrand unserer westlichen Denkungsart hinaus blicken und uns etwas mit der Energetik zu beschäftigen beginnen, tut sich eine Dimension auf, die uns staunend erkennen lässt, wie viele wundervolle Möglichkeiten es noch gibt, um gesund zu bleiben und gesund zu werden. Und jeder von uns kann sie erlernen und damit nutzen.

Diese Erfahrung wurde mir auf meiner Lebensreise zuteil und ich hoffe, dass ich mit diesem kleinen Buch auch dich anregen konnte, einen Schritt in diese Welt der Energetik hineinzuwagen um das Wunder des Lebens neu und noch bewusster zu begrüßen.

»Sarva Mangalam –
Möge es Glück bringen!«

Danke

Danke allen Leserinnen und Lesern dieses Buches – ich hoffe, es bereitet jedem von euch Freude!

Ich bedanke mich bei meinen Eltern, die mir die Freiheit gegeben haben, die Welt kennenzulernen, ohne mich mit sorgenvollen Gedanken zu begleiten.

Danke allen Lehrern und Lehrerinnen, die ihr Wissen und ihre Erfahrungen mit mir geteilt haben.

Danke meinem Partner Franz Josef, der mir immer liebevoll und unterstützend zur Seite steht. Er ist Co-Autor von PranaVita und hat an diesem Buch mitgeschrieben.

Danke meinen Weggefährten sowie allen Trainerinnen und Trainern der Prana-Schule für ihre Begleitung und Hilfe während vieler Jahre.

Danke an die vielen PranaVita-Anwender und -Anwenderinnen, die dieses Wissen mit viel Freude in den Alltag bringen.

Danke an Konrad Halbig, der mich seit vielen Jahren dabei unterstützt, interessante Gäste nach Österreich einzuladen.

Was Du bei den PranaVita-Seminaren lernen kannst:

PranaVita Level 1 – Grundausbildung

In diesem 2-Tages-Seminar erlernst du die PranaVita Grundtechniken zur Vitalisierung und Harmonisierung des menschlichen Körpers. Diese Techniken sind einerseits ideal zur Prävention, Gesunderhaltung und Energiesteigerung. Bei Störungen in den Energien und den damit verbundenen körperlichen Unausgewogenheiten wird die natürliche Intelligenz des Körpers verstärkt aktiviert. Dadurch stellen sich Balance und Ausgeglichenheit in den Körpersystemen wieder ein. Es sind keinerlei Vorkenntnisse nötig.

- Körper und Auren und deren Wahrnehmung
- Erfühlen der Lebensenergie
- Die Chakras
- Reinigen und Vitalisieren des Energiekörpers
- Energetische Selbst-Heilung und Anwendung der Techniken bei anderen Menschen
- PranaVita als Fernanwendung
- Übungen zur Steigerung von Klarheit und Bewusstheit
- Selbstermächtigung, Ethik und Bewusstsein
- Atemtechniken, Körperübungen und Schutz und anderes mehr...

PranaVita Level 2

Dieser Level befasst sich mit der Verwendung von Farben und Tönen, um Informationen von Gesundheit und Vitalität in die Zellen des Körpers zu übertragen und deren natürliche Intelligenz zu ganzheitlichem Wohlbefinden zu reaktivieren.

- die Verwendung von speziellen Farben für die Vitalisierung
- lebenskraftstärkende Techniken zur energetischen Unterstützung bei chronischen oder ernsthaften Unausgewogenheiten
- PranaVita Methode mit Klang
- Information über Drüsen und Nervengeflechte
- energetische Methoden, um Stress zu verringern
- energetisches Reinigen von Räumen und Gegenständen
- den kleine Energiekreislauf
- energetische Schutztechniken
- Bewusstseins-Übungen für den Alltag, Affirmationen und anderes mehr …

PranaVita Level 3
PranaVita Level 3 ist eine Erweiterung für alle, die sich mit der energetischen Unterstützung bei mentalen und emotionalen Unausgewogenheiten auseinandersetzen wollen, wie Stimmungswechseln, Depressionen, Ängsten, Suchtverhalten etc.

- Wie Chakras und Psyche sich gegenseitig beeinflussen
- Psychologische Ursachen von Krankheit aus energetischer Sicht
- Gedankenformen, Gedankenkontrolle und Schutz
- Reinigen und Vitalisieren der Energien bei Suchtverhalten, Depressionen, Ängsten etc.
- Wissen um Fremdenergien, Erkennen und Auflösung
- Übungen zur Wahrnehmung des inneren Körpers
- Effiziente Übungen zur Prävention und anderes mehr ...

PranaVita Level 4
Nach ausreichender praktischer Übung werden vertiefende Einsichten in die Arbeit mit PranaVita vermittelt, neue Techniken gelehrt, sowie konkrete ethische, praktische und theoretische Themen erarbeitet:

- Der Ätherkörper
- Viel Wissenswertes über Prana
- Reinigung von Viren-Parasiten-Bakterien-Schwermetallen
- Energetische Verbindungen trennen
- Ausstrahlung von Objekten
- Das endokrine Drüsensystem
- Übungen zur Kräftigung und Stärkung der Drüsen
- Verhaltensregeln, Ethik von EnergetikerInnen
- spirituelle und esoterische Themen
- Übungen für den Alltag und Gewahrseinsübungen
- Vorbeugende Maßnahmen und anderes mehr ...

PranaVita Level 5
Weiterführung von PranaVita Level 4:

- Der Astralkörper
- Kundalini, Ida, Pingala and Sushumna
- Energetische Unterstützung bei schweren Erkrankungen
- Mögliche psychische, mentale und emotionale Hintergründe bei körperlichen Problemen
- Ablösen von Fremdenergien
- Weitere Übungen, um Energien mit all unseren Sinnen wahrzunehmen
- Der Sterbeprozess und Tod – energetische und spirituelle Sichtweisen
- Gedankenkontrolle
- Übungen zu Telepathie und Remote Viewing
- Mudras- und Körpermudras und anderes mehr …

Über die Inhalte unserer PranaVita Sonderseminare informiere dich bitte auf unserer Webseite: www.prana.at

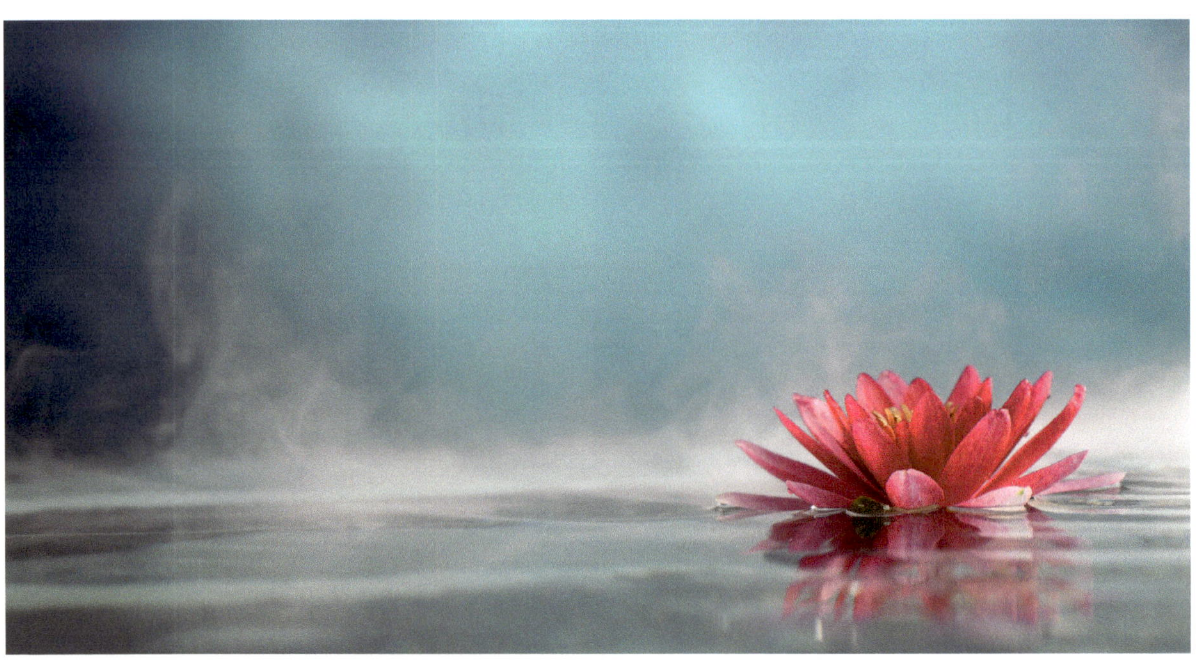

Quellenverzeichnis

- Adamek K. (2008) »Singen als Lebenshife«, Waxmann
- Ader R. (2000) »Psychoneuroimmunology«, Academic Press
- Benson H. (1976) »The Relaxation Response«, HarperTorch
- Biegl T. (2005) Glücklich singen – singend glücklich? Diplomarbeit http://www.thomas-biegl.gmxhome.de/1Diplomarbeit.html
- Cannon W. (1915) »Bodily Changes in Pain, Hunger, Fear and Rage«, Appleton
- Chögyal Namkhai Norbu (2017) »Dzogchen – der ursprüngliche Zustand«, Windpferd
- David-Neel A. (1952) »Land der Is. In Chinas wildem Westen«, Ullstein
- Deussen P. (2010) Upanischaden »Sixty Upanisads of the Veda«, Motilal Banarsidass
- Duchenne G. (1862), Mécanisme de la physionomie humaine …
- Emoto M. (2000) »Die Botschaft des Wassers«, KOHA
- Emoto M. (2009) Kinderbuch; Intern. Rana-Schule Austria, 2009, www.prana.at
- Finsen N. (1899) »Über die Anwendung von conzentrierten chemischen Lichtstrahlen in der Medizin«
- Gershon M. (2001) »Der kluge Bauch: die Entdeckung des zweiten Gehirns«, Goldmann
- Jasmuheen (1997) »Lichtnahrung«, KOH
- Kenyon T. (2000) »Die Hathor-Zivilisation«, KOHA
- Kreutz G. (2014) »Warum Singen glücklich macht«, Psychosozial-Verlag
- Lipton B. (2006) »Intelligente Zellen – Wie Erfahrungen unsere Gene steuern« KOH
- Mantese M. (1998) »Im Land der Stille«, Drei Eichen
- McCraty R. »Institute of Heart Math«, https://www.heartmath.com/institute-of-heartmath
- Melchizedek D. (2000) »Die Blume des Lebens«, KOHA
- Osho (2012) »I am That: Talks on the Isha Upanishad«, Jaico Publishing House
- Patanjali (2009) »Das Yogasutra«, Thesus
- Ponder C. (1984) »Open Your Mind to Prosperity«, Devorss & Co
- Popp F.A. (1983) »Biophotonen – Neue Horizonte in der Medizin«, Haug
- Powell A. (1997) »The Etheric Double«, Quest Books
- Randi J. (1997) »Kirlian photography …«, St Martin›s Press
- Rooney A. (2018) »Geschichte der Medizin«, Verlag Tosa
- Sheldrake R. (2018) »Die Wiederentdeckung der Spiritualität«, O.W. Barth
- Straubinger P. (2010) »Am Anfang war das Licht«, Film
- Strassman R. (2004) »DMT, das Molekül des Bewusstseins«, AT Verlag
- Thich Nhat Hanh: (2004) »Das Leben berühren – Atmen und sich selbst begegnen«, Herder
- Tesla N. https://www.matrixblogger.de/nikola-tesla-interview-alles-ist-licht-von-1899/
- Tolle E. (2003) »Stille spricht«, Arkana
- Waksh J.K. (1028) Schlafforscher, https://www.sleepandhealth.com/james-k-walsh-phd/
- Yogananda P. (2001) »Autobiographie eines Yogi«, Self-Realization Fellowship
- »Zahl 108« aus »Vedanta & Yoga«; https://vedanta-yoga.de

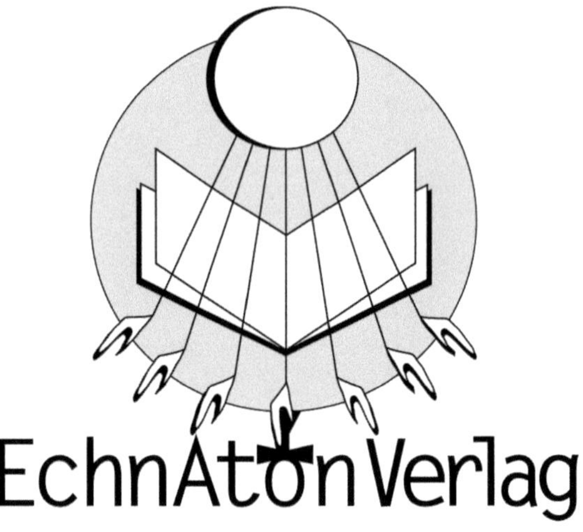
EchnAton Verlag